心電図の「波に乗る」

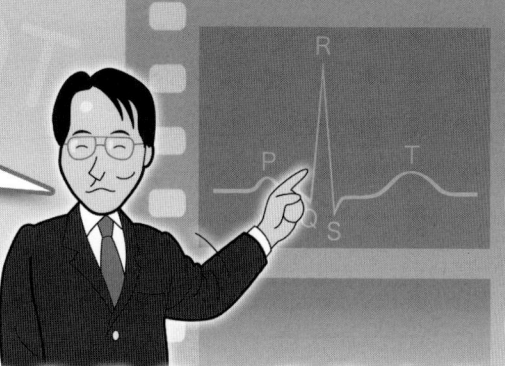

Dr.東田の「名物講義」実況中継

新・わかる!!

心電図
臨床の現場で活きる基礎知識

講師：東田俊彦（MAC）

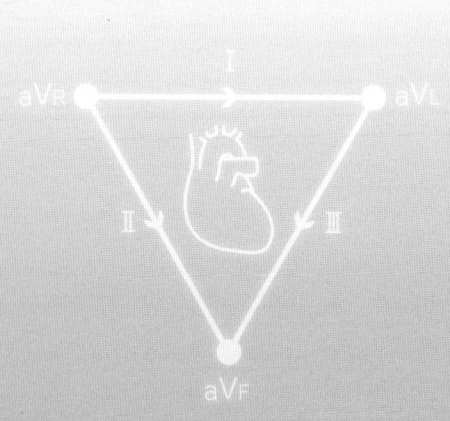

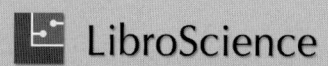

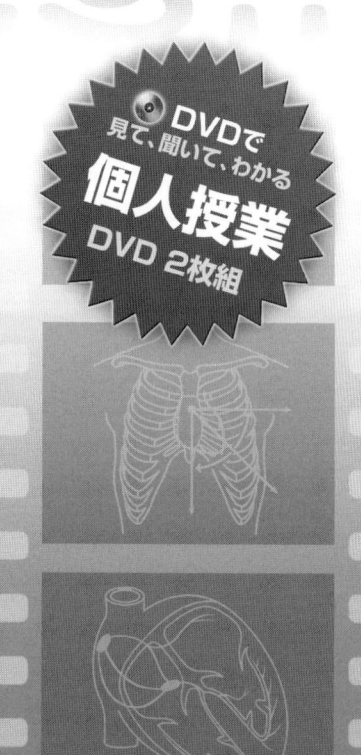

DVDで見て、聞いて、わかる
個人授業
DVD 2枚組

LibroScience

序　文

　医学では人間の構造と機能の正常を学んでから異常、すなわち病的状態を学ぶ。しかし、現実の医療の世界に入ると、同じ疾患であっても患者それぞれが進行度合いや重症度が異なり、合併症もさまざまで、教科書的な知識はほとんど役に立たないことに気づく。臨床の場で必要になるのは、人間性に加え、理論的に考え、行動する力である。

　一般に医学も含めて、学習する場合には、まず、基本的知識を得る。それをもとにして各論的内容を理解し、そして自ら考えて個別案件をmanagementする能力を身につける。すなわち、知識→理解→思考力の構図である。しかし、残念なことに、知識をたくさん暗記することに価値がある、と誤って思い込んでいる人たちが特に医学や医療の分野では多い傾向がある。理解する範囲でさえ、「理解を暗記」しようとする傾向がある。本当は、いくら知識・理解があっても、それを自由に使いこなせる能力がないと意味を成さないのである。

　血液ガス分析や水・電解質、心電図の分野は、臨床上非常に重要であり、数多の関連書籍があるにもかかわらず、「理解しにくい」という方が多い。それは、これらの項目は目に見えるものではなく、非常に抽象的であるので、これを書物として理解するのは、物理的に無理があるからであろう。そこで、今回はポイントとなる基本的知識は少なくして、自ら考える思考力を効率よく獲得するために、DVD書籍という形をとった。1コマの講義内容の情報量は、厚い書籍一冊に相当するという試算もある。是非このDVD書籍を利用して臨床の場で使える能力を身に付けていただきたい。

2008年5月吉日

東田　俊彦

Contents

Ⅰ 心電図の基礎 ………………………………………………… 1
 1. 概 念 ……………………………………………………… 1
 2. 縦軸と横軸 ………………………………………………… 3
 3. 心電図の種類 ……………………………………………… 6

Ⅱ 心電図の成立 ………………………………………………… 11
 1. 心筋細胞の特徴 …………………………………………… 11
 2. （特殊）刺激伝導系 ……………………………………… 12
 3. 自動能の頻度 ……………………………………………… 15
 4. 心筋細胞の興奮と心電図波形 …………………………… 16

Ⅲ 心電図を読むための基礎 …………………………………… 19
 1. 誘 導 ……………………………………………………… 19
 2. 心電図の各波形とその意味 ……………………………… 27
 3. 心拍ごとの関係：PP 時間、RR 時間 …………………… 32
 4. 人工ペースメーカー ……………………………………… 32

Ⅳ 心電図の読み方 ……………………………………………… 35
 1. 読む順序 …………………………………………………… 35
 2. 心拍数 ……………………………………………………… 35
 3. 調律・リズム ……………………………………………… 36
 4. 軸 …………………………………………………………… 36
 5. 肥 大 ……………………………………………………… 39
 6. 心筋虚血 …………………………………………………… 43
 7. 不整脈の診断 ……………………………………………… 50
 8. review ……………………………………………………… 67

Ⅴ 心電図演習 …………………………………………………… 71

付録DVDビデオの使い方

DVDビデオ対応のDVDプレーヤーやパソコンなどで再生して下さい。
メニュー画面を呼び出し各チャプターを選択することができます。

■ メニュー画面

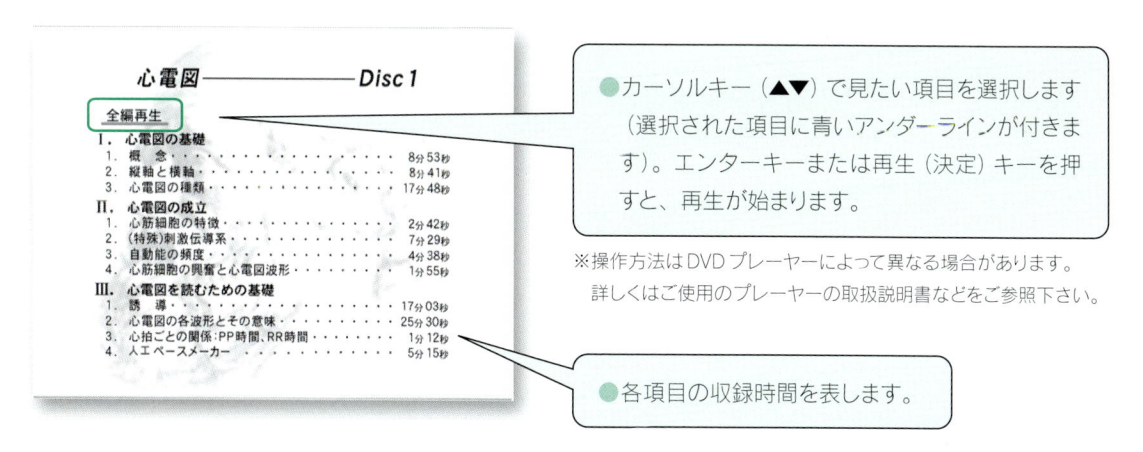

- カーソルキー（▲▼）で見たい項目を選択します（選択された項目に青いアンダーラインが付きます）。エンターキーまたは再生（決定）キーを押すと、再生が始まります。

※操作方法はDVDプレーヤーによって異なる場合があります。詳しくはご使用のプレーヤーの取扱説明書などをご参照下さい。

- 各項目の収録時間を表します。

■ 本書の構成

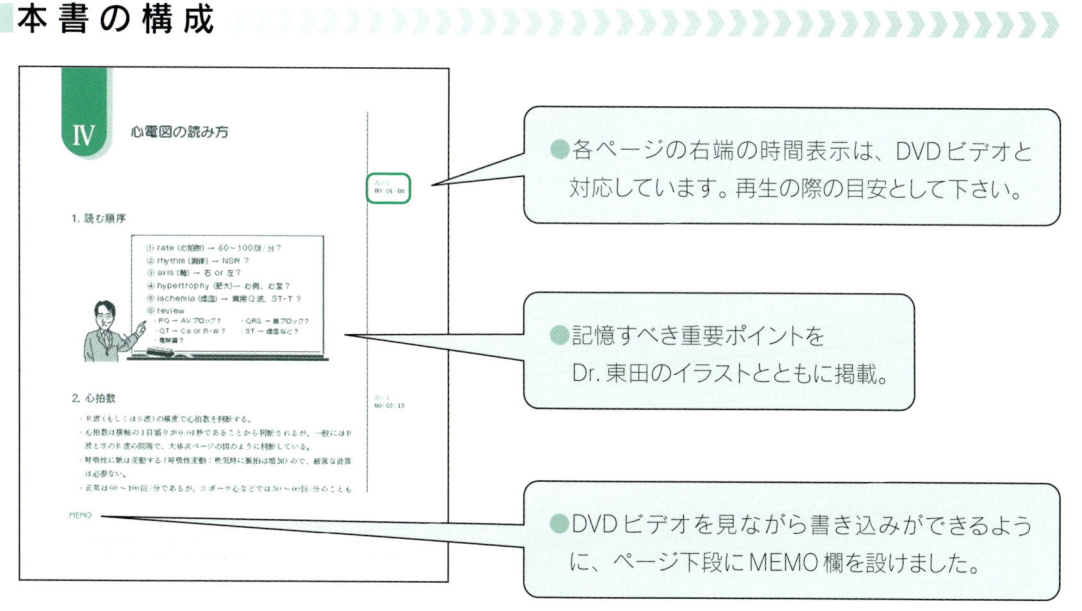

- 各ページの右端の時間表示は、DVDビデオと対応しています。再生の際の目安として下さい。

- 記憶すべき重要ポイントを Dr. 東田のイラストとともに掲載。

- DVDビデオを見ながら書き込みができるように、ページ下段にMEMO欄を設けました。

❌ 注意

- このディスクおよび付属品の著作物に関する権利はすべて著作権者が有しており、日本国内の一般家庭内での私的視聴に用途を限って販売しています。したがって、無断で複製、公衆送信、上映、改変などをすること、および第三者への頒布（中古販売、貸与などを含む）は法律で禁止されています。
- お客様の保管・取り扱いの不備によるディスクやプレーヤーの故障などに関して、弊社は一切の責任を負いかねます。

I 心電図の基礎

1. 概　念

- 心電図とは、『心臓の総合的な電気的活動を、経時的に、総合的に体表面から記録したもの』である。
- 心電図波の上下の振れの大きさを振幅という。
  - 心電図は個々の心筋細胞の活動電位の総合的電位である。
  - 心電図は心臓の電気的活動の時間的変化を観察するものである。
  - 心電図は体表面から得られた心臓の電気的活動である。

☞ 心電図を読むのは、胸部 X 線などと比較して、なぜむずかしいのであろうか？

disc 1　00:01:15

☞ 個々の心筋細胞の脱分極はどのようなものであろうか？

disc 1　00:05:44

- 安静時には、心筋細胞膜に存在する Na-K ATPase は 1 mol の ATP（アデノシン三リン酸）の分解に伴って、2 mol の K^+ が細胞外から細胞内へ、3 mol の Na^+ が細胞内から細胞外へ輸送される。
- 活動電位形成時には、心室筋細胞の活動電位の急速な脱分極相（0相）およびゼロ電位を超えるオーバーシュート相（1相）では Na^+ チャンネルの活性化が、長いプラトー相（2相）では L 型 Ca^{2+} チャンネルの活性化が、また、再分極相（3相）の前半では遅延整流性 K^+ チャンネルの活性化が、再分極相（3相）の後半ならびに K^+ の平衡電位付近（約 −80 mV）での安定した静止膜電位の形成には内向き整流性 K^+ チャンネルが関与している。

MEMO

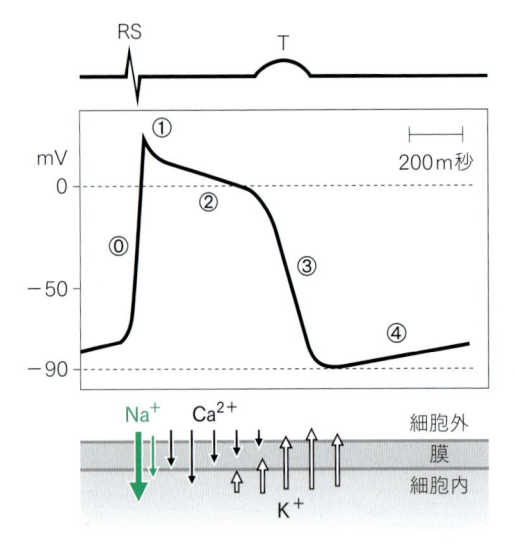

⓪（第0相）：急速な脱分極相。
①（第1相）：短くやや過分極する相。
②（第2相）：プラトー相。絶対不応期。
③（第3相）：急速再分極相。
④（第4相）：再分極相。

- 他の興奮性膜を有する神経細胞や筋細胞との違いは、心筋細胞ではCa^{2+}チャンネルが開くことによるプラトー形成が存在することである。
- 脱分極直後には（絶対）不応期として、刺激がきても活動電位を形成できない時期がある。心筋細胞ではプラトー形成があるので、不応期が長く、異常興奮を生じにくい。
- ジギタリスはNa-K ATPaseを特異的に阻害する。ATPaseの作用が阻害されると細胞内Na^+濃度が上昇し、今度は細胞膜上のNa^+/Ca^{2+}輸送が活発になる。その結果、細胞外のCa^{2+}が細胞内に流入し、細胞内Ca^{2+}濃度が上昇する。これによって筋原線維ミオシンとアクチンの滑り込みが促進され、筋収縮が増強される。これがジギタリスの強心作用機序である。

MEMO

2. 縦軸と横軸

- 心電図の縦軸と横軸は何を意味しているのであろうか？

disc 1
00:08:55

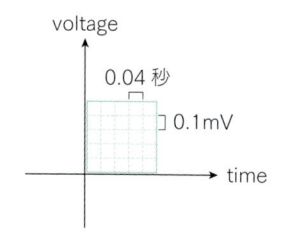

- 縦軸は電位（voltage）、横軸は時間（秒 sec）である。

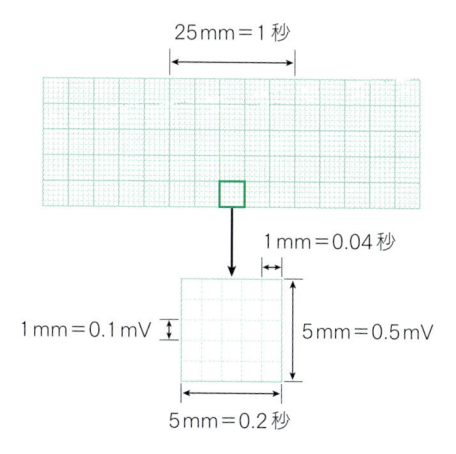

（1）縦軸：電位（voltage）
- 上向きがプラス、下向きがマイナス
- 一般的には

  10mm（10目盛り）＝ 10mV

  なので、最も小さい1目盛りは0.1mVとなる。
- 較正（calibration）が入るときには、その高さが1mVとして電位の大きさを計算する。

MEMO

👉 較正（calibration）

- 心電図の振幅が大きいときには、縦軸を適切な縮尺にして心電図に収まるようにしなければならない。また、振幅が小さいときにも、縦軸を適切な縮尺にして心電図で判定可能な振幅にしなければならない。
- その場合にどのような縮尺になっているのかを判定する必要がある。
- 判定するために心電図に1mVの電位を挿入することがあり、これを較正（calibration）と呼ぶ。
- 一般にはcalibrationは10mmの高さとなる。
- 心電図波形の電位の大きさの判定は、calibrationの1mVを基準として行う。

e.g.

10mm＝1mV

5mm＝1mV

20mm＝1mV

disc 1
00：11：42

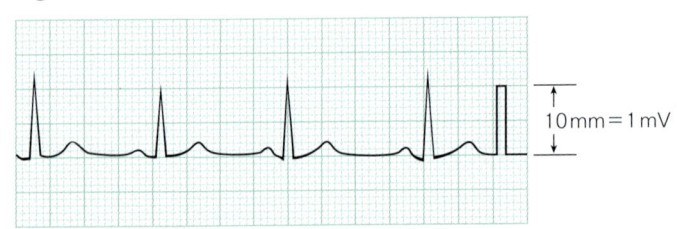

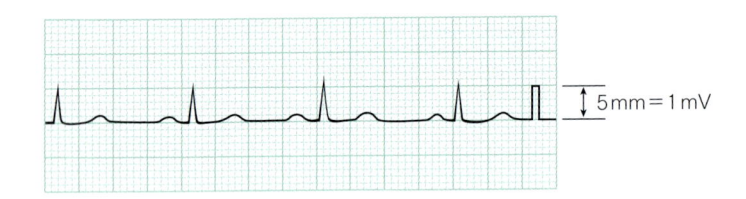

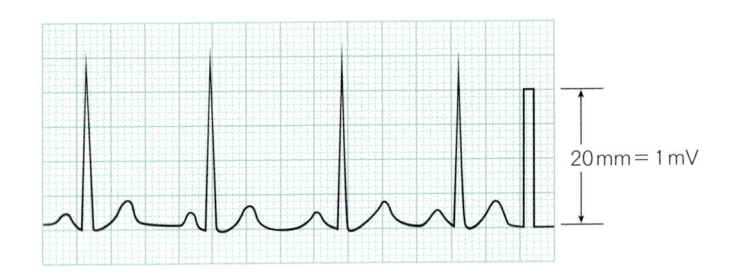

MEMO

(2) 横軸：時間（秒）

- 時間的には心電図の「左から右」へと移動する。
- 標準紙送り速度である25mm/秒でとられた心電図では、最も小さい1目盛りは 1目盛り＝0.04秒
- また、心電図は5目盛り毎に太い線で仕切られている。標準的（25mm/秒の紙送り速度）には太い線の間は0.2秒となる。

e.g.

紙送り速度25mm/秒
←— 1秒 —→

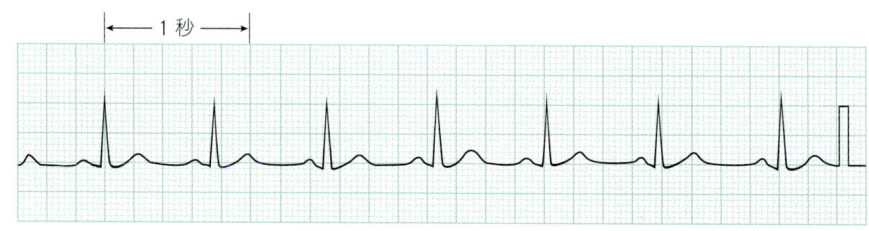

紙送り速度50mm/秒
←—— 1秒 ——→

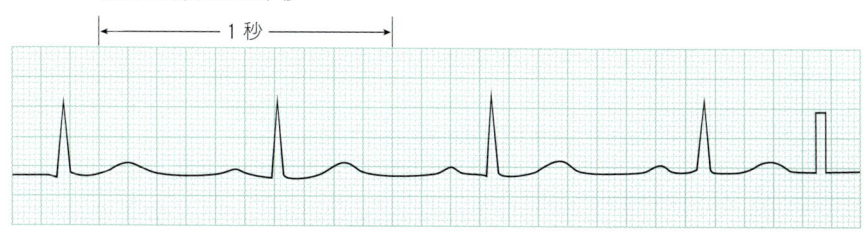

紙送り速度100mm/秒
←———— 1秒 ————→

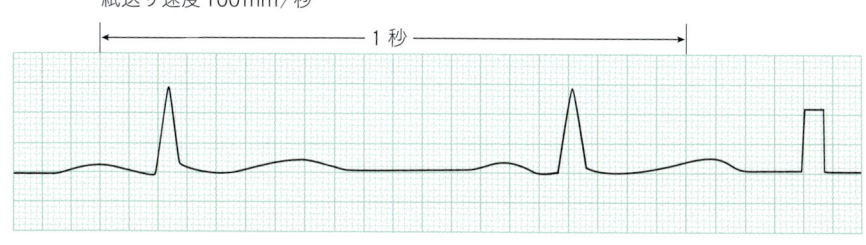

disc 1
00：15：35

MEMO

3. 心電図の種類

(1) 標準十二誘導心電図

disc 1
00：17：35

- 心臓の電気的活動は電気的ベクトルの経時的変化として捉えられるが、誘導が1つだけでは一方向からしか見ないことになり、変化を見逃す可能性があるので、複数の誘導から得られた心電図を総合的に判断する。
- 標準十二誘導心電図は心臓の電気的活動を12個の誘導から検出することによって、心臓からの情報を得るもので、一般に心電図検査として最もよく用いられる。

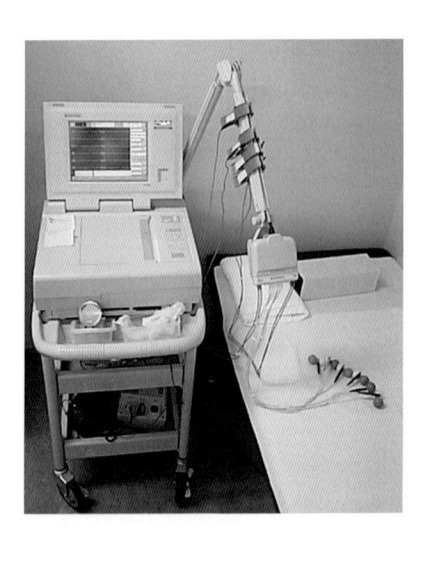

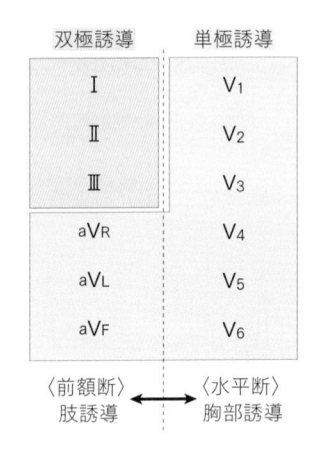

双極誘導	単極誘導
I	V_1
II	V_2
III	V_3
aV_R	V_4
aV_L	V_5
aV_F	V_6

〈前額断〉　　〈水平断〉
肢誘導　⇔　胸部誘導

disc 1
00：23：30

①前額断
- 第Ⅰ～Ⅲ誘導とaV_R・aV_L・aV_F誘導の6誘導
- この6つの誘導によりアイントーフェンの三角形ができ、心室の電気的ベクトルの電気軸が判断される。

MEMO

disc 1
00:23:34

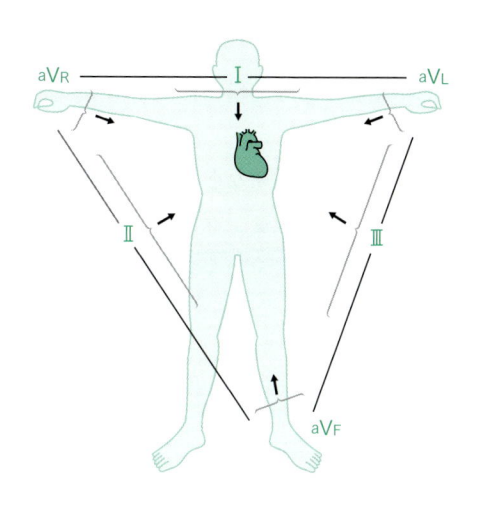

②水平断
- 単極誘導のV₁〜V₆誘導により心臓から体表面に向かう電気的活動を捉える。
- 必要に応じて右側胸部誘導（V₃RやV₄Rなど）も加える。

disc 1
00:26:41

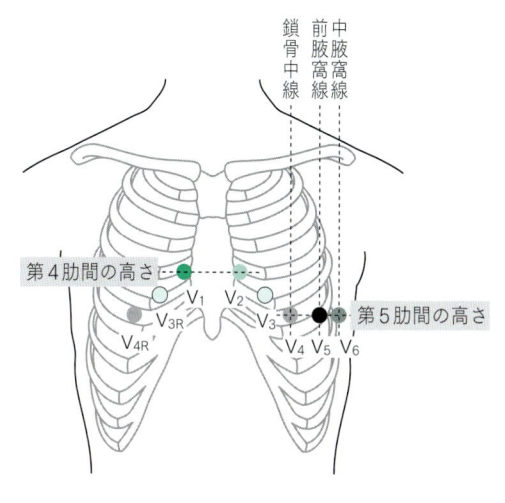

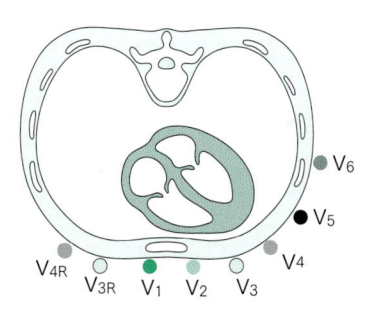

電極の色
- 赤 V₁：第4肋間胸骨右縁
- 黄 V₂：第4肋間胸骨左縁
- 緑 V₃：V₂とV₄の中間点
- 茶 V₄：第5肋間鎖骨中線上
- 黒 V₅：V₄と同レベルで左前腋窩線上
- 紫 V₆：V₄と同レベルで左中腋窩線上

MEMO

（2）モニター心電図

- 心臓の電気的活動の不整、すなわち不整脈があった場合にはすべての誘導で不整脈が観察される。
- 不整脈の出現頻度の高い急性心筋梗塞患者の急性期などでは、不整脈はいつ出現するか分からないので、長時間にわたり心電図を記録する必要がある。
- そのような場合には、標準十二誘導心電図ではなくいくつかの誘導だけのモニター心電図が用いられる。

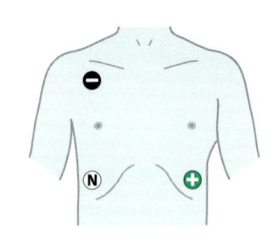

〈モニター心電図の電極の貼り方の一例〉
第Ⅱ誘導類似の波形を得る場合

disc 1
00：31：34

（3）Holter 心電図・連続記録心電図

- 労作性狭心症や安静時狭心症、発作性不整脈のように長時間連続記録していないと発作時の心電図が得られないものに対して適応となる。
- 一般には外来レベルで、24時間連続記録心電図（Holter 心電図）として、日常生活をしながら発作が生じたときの心電図変化を解析する。主に不整脈やST-Tの変化が解析される。
- 適応：狭心症、発作性不整脈。

disc 1
00：32：42

MEMO

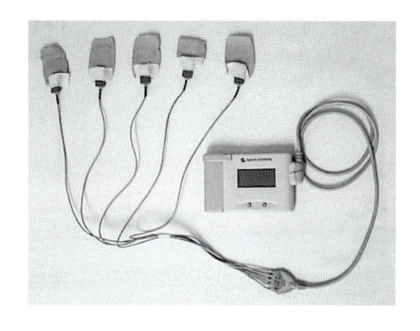

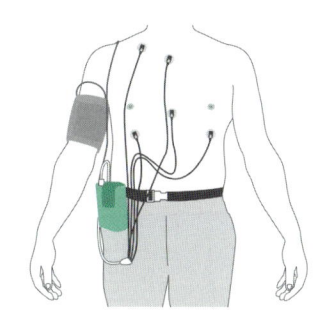

〈Holter 心電図と装着例〉

e.g.

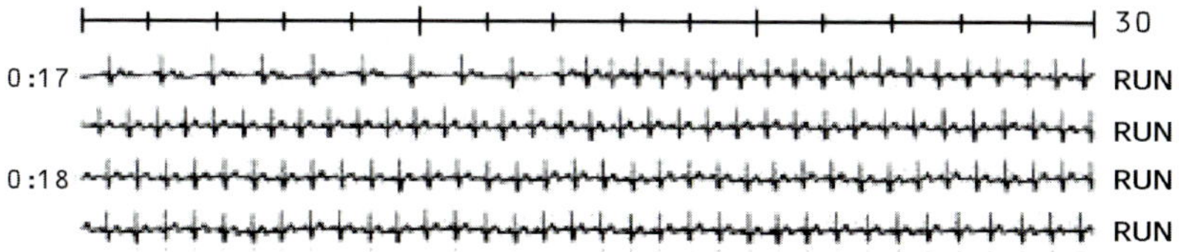

(4) 運動負荷心電図
 • 運動負荷により心筋虚血を誘発し、それによる虚血性変化を心電図で捉えるもの。

① Master 2 段階　　　　② トレッドミル

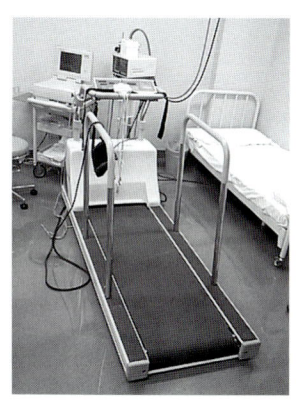

disc 1
00:34:15

MEMO

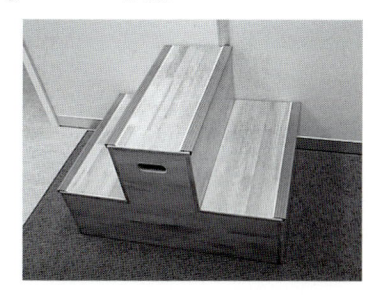

(5) His束心電図

- 房室結節のレベルにおける伝導障害を詳しく判断するのが目的に行われるが、<u>房室ブロックの治療や予後判断に有用である。</u>

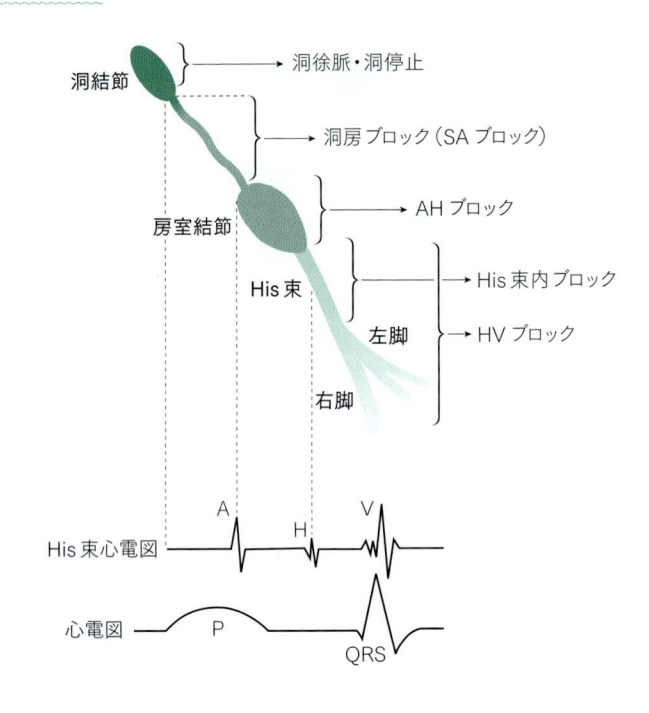

洞結節 → 洞徐脈・洞停止
→ 洞房ブロック（SAブロック）
房室結節
His束 → AHブロック
左脚 → His束内ブロック
右脚 → HVブロック

His束心電図　A　H　V
心電図　P　QRS

cf. His束心電図（→三尖弁位でとる）

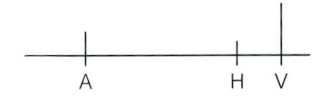

A　H　V

AH時間：房室結節内伝導時間
HV時間：His-Purkinje伝導時間

MEMO

II 心電図の成立

1. 心筋細胞の特徴

- 心筋細胞は形態学的には横紋筋細胞であるが、機能的には合胞体機能を有する不随意な平滑筋細胞であり、両方の特徴を有する。
- 筋細胞は収縮するとともに、その膜は興奮性を有する（＝活動電位を形成できる）。心筋細胞は合胞体を形成し、連続的にその興奮を伝えることができ、心筋の合胞体としての収縮によりポンプ機能を発揮できるようになる。
- さらに、固有の特徴として、自動能（自ら活動電位を産生する能力）を有する。
- また、活動電位形成直後しばらくは、刺激がきても反応しない不応期になる。

☞ 固有心筋と特殊心筋
- 心筋の中で（特殊）刺激伝導系を構成する心筋細胞が特殊心筋である。
- （特殊）刺激伝導系以外の心筋細胞は固有心筋という。

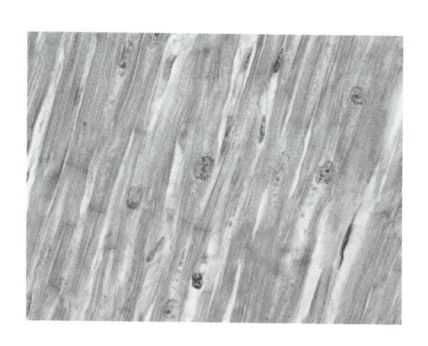

disc 1
00：35：24

MEMO

2.（特殊）刺激伝導系

(1) 特　徴
- 特殊心筋で固有心筋よりも刺激を伝導する速度が速く、また、固有心筋より自動能の発生頻度が多い。

(2) 構　造

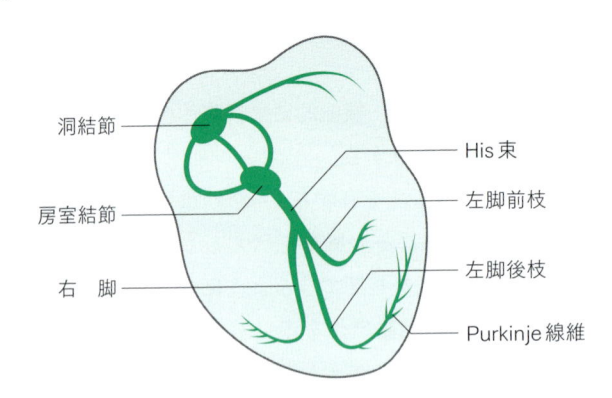

洞結節　　His束
房室結節　左脚前枝
右　脚　　左脚後枝
　　　　　Purkinje線維

①洞結節（洞房結節 SA node）
- 上大静脈と右房の間に存在する。
- 自動能の頻度が最も高いので、正常心拍動ではペースメーカーとして機能する。
- 交感神経（β_1受容体刺激）の興奮で心拍数が増加し、副交感神経（ムスカリン受容体刺激）の興奮で心拍数が減少する。

MEMO

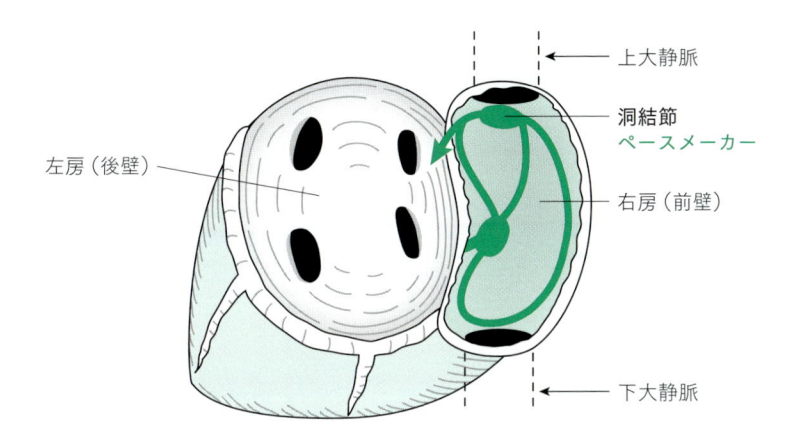

〈右房の後壁と肺静脈を取りはずし後方からみた図〉
(Goldman MJ：図解心電図学, 第12版. 金芳堂, 1987, p.36を一部改変)

②心房内伝導系
- 心房内は隣接した心筋細胞の刺激伝達により房室結節に興奮を伝えるのではなく、刺激伝導系の一部である心房内伝導系を介して房室結節に興奮を伝える。

③房室結節（田原結節）
- 刺激伝導系の中で、心房と心室とを結合する部分で、他の刺激伝導系と異なり、高速で刺激伝導をするだけではない。
- 房室伝導時間は0.12〜0.20秒であるが、その中で房室結節を通過するのに必要とするのは0.10秒で、房室結節では刺激は通過しがたい。心房細動などの心房の異所性興奮で異常に刺激の頻度が高くなっても、心室には過剰な頻度の興奮を伝えないようになっている。
- 房室結節は心房から心室へと刺激を伝導するときの関所の役割をしている。
- 房室結節の血流は右冠動脈由来のものが大部分である。
- 房室伝導は交感神経（β_1受容体刺激）の興奮で亢進し、副交感神経（ムスカリン受容体刺激）の興奮で抑制される。

MEMO

④ His束
- 房室結節から出ている刺激伝導系で、刺激伝導速度は速い。

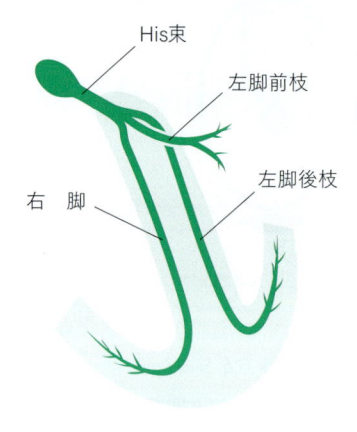

👉 房室接合部（atrioventricular junction；AVJ）
- 房室結節とHis束を総称して房室接合部（AVJ）と呼ばれる。
- 異所性興奮による不整脈であっても房室接合部を経て、それ以降は正常に心室に刺激が伝わると、心室の興奮を表す心電図のQRS波形は原則として正常である。
- それゆえに、心房もしくは房室接合部由来の異所性興奮では、QRS波形は原則として正常である。

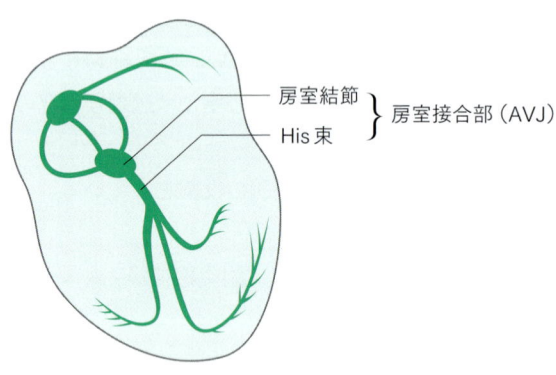

MEMO

⑤ 脚
- His 束は右脚と左脚に分けられ、さらに左脚は前枝と後枝に分かれる。
- 脚ブロックはこれらの脚の刺激伝導が障害されたものである。
- 単独の脚ブロックでは、ブロックされていない脚を介して心房から心室に刺激が伝わるので、心拍数に変化はない。
- しかし、右脚と左脚前枝および左脚後枝すべての伝導障害を生じると、心房からの刺激は心室に到達しなくなる（→これは完全房室ブロックの一つである）。

⑥ Purkinje 線維
- 脚に分かれた刺激伝導系は、さらに細かく分かれて多くの Purkinje 線維となり、それが心筋細胞に興奮を伝える。

3. 自動能の頻度

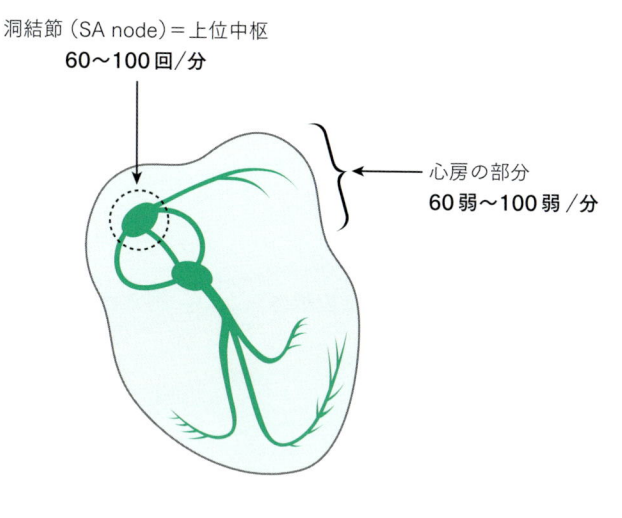

洞結節（SA node）＝上位中枢
60〜100回/分

心房の部分
60弱〜100弱/分

(1) 正常自動能
- 心筋細胞は自動能を有するが、洞結節の自動能の頻度が最も高く、60〜100回/分である。心房ではそれよりも少し遅い程度であるが、房室接合部では自動能は40〜60回/分、心室では40回/分程度である。すなわち下位になればなるほど自動能の頻度は減少する。

(2) ペースメーカーによる心拍の成立
- 刺激伝導系の中でも特に洞結節の自動能が速いので、その刺激が刺激伝導系を介して心筋に伝導する。すると心筋細胞は不応期に陥り、自らの自動能はしばらく発揮できない。その後、心筋細胞が不応期を脱して、自動能で自らの興奮・拍動を行う前に、刺激伝導系を介する洞結節からの刺激により興奮する。
- そのために、心臓の電気的興奮は洞結節の自動能に従って生じ、心拍のペースメーカーは洞結節となる。

(3) 新たなペースメーカーの形成
- 何らかの原因で最上位の中枢が障害されると、その直下の部位がペースメーカーとなる。これは、直下の部位の自動能と比較すると、それよりも下位の部位の自動能が遅いためである。

4. 心筋細胞の興奮と心電図波形

- 刺激伝導系自体の脱分極（＝興奮）は心電図には表示されない。例えば、洞結節自体の脱分極波形は心電図では認められない。

(1) 心房の興奮
- 心房の脱分極（＝興奮）は心電図ではP波を形成する。
- 心房の再分極はQRSに混じるので、心電図には表示されない。
- 洞結節は右房にあるので、右房の脱分極が先に生じ、それに少し遅れて重なる

MEMO

ように左房の脱分極を生じる。
- 右房の脱分極と左房の脱分極の波が合わさることでP波が形成される。

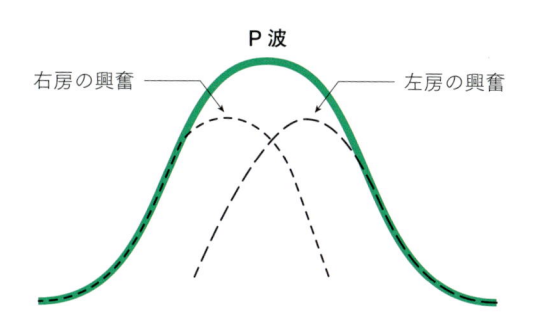

P波
右房の興奮　左房の興奮

(2) 心室中隔の興奮
- 心室中隔の脱分極(＝興奮)は、心電図ではq波を形成する。
- 心室中隔の脱分極は左室側から右室側に向かう。

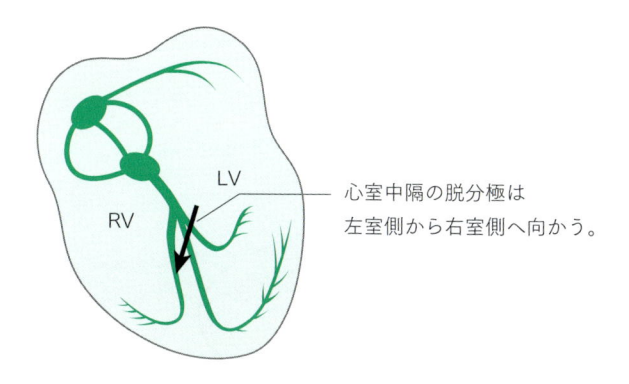

心室中隔の脱分極は
左室側から右室側へ向かう。

(3) 心室の興奮
- 心室の脱分極(＝興奮)は心電図ではR波もしくはS波を形成する。
- 心室の再分極はT波を形成する。

MEMO

ベクトルの概念を使うと
とてもやさしく読めるようになる。
これからその説明をしていきます。

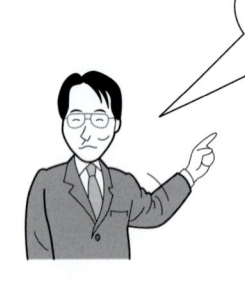

MEMO

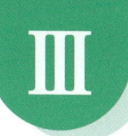

III 心電図を読むための基礎

1. 誘　導

- 心電図は心臓の電気的活動を経時的にみるものであるので、それぞれの誘導から総合的に判断することによって、全体としての心臓の電気的ベクトルの向きと大きさを判断できる。

disc 1
00：52：10

(1) 電気的ベクトルの考え方

- 心臓の電気的ベクトルは、心室全体としてどの方向にどれだけの大きさがあるのかを、空間的に判断する。
- 心電図の各誘導における電気的ベクトルの判断は次のように行う。

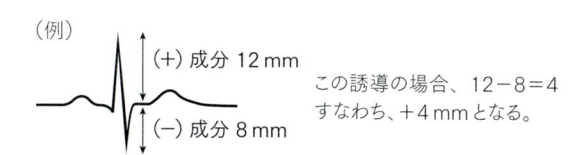

（例）　(＋)成分 12 mm　　この誘導の場合、12−8＝4
　　　 (−)成分 8 mm　　　すなわち、＋4 mmとなる。

(2) 単極誘導と双極誘導における電気的ベクトル

①単極誘導：プラスとマイナス、またその大きさ

- 単極誘導では点光源から光を照らしたのと同じで、電気的ベクトルが光源に向かってくる場合にプラスとなり、光源から離れる場合にマイナスとなる。
- 単極誘導における電気的ベクトルの大きさは、電気的ベクトルの光源に向かう方向へ投影したベクトルの大きさと考えてよい。

disc 1
00：56：12

MEMO

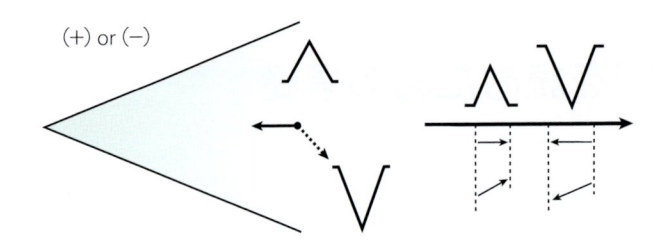

② 双極誘導：プラスとマイナス、またその大きさ
- 双極誘導では誘導自体に方向性があり、双極誘導に投影した電気的ベクトルが誘導自体の方向性と同一である場合にはプラスとなり、反対の場合にはマイナスとなる。
- 双極誘導における電気的ベクトルの大きさは、電気的ベクトルの誘導方向へ投影したベクトルの大きさと考えてよい。

③ 心筋細胞の脱分極過程における心電図
- 1個の心筋細胞が脱分極するときに、もし単極誘導と双極誘導で心電図をとったならば、どのような波形が観察されるであろうか？
- 心筋細胞が肥大した場合にはどのように変化するであろうか？

④ 誘導におけるベクトルから元の電気的ベクトルの再構築
- 心電図では、もともとの電気的ベクトルを各誘導で測定した結果が示されている。
- そのため、心電図上の各誘導からもともとの電気的ベクトルを再構築して考える必要がある。

disc 1
01：00：26

(3) 標準十二誘導

①標準十二誘導の中で、単極誘導と双極誘導は？

- 第Ⅰ、Ⅱ、Ⅲ誘導は双極誘導、それ以外は単極誘導とみなしてよい。

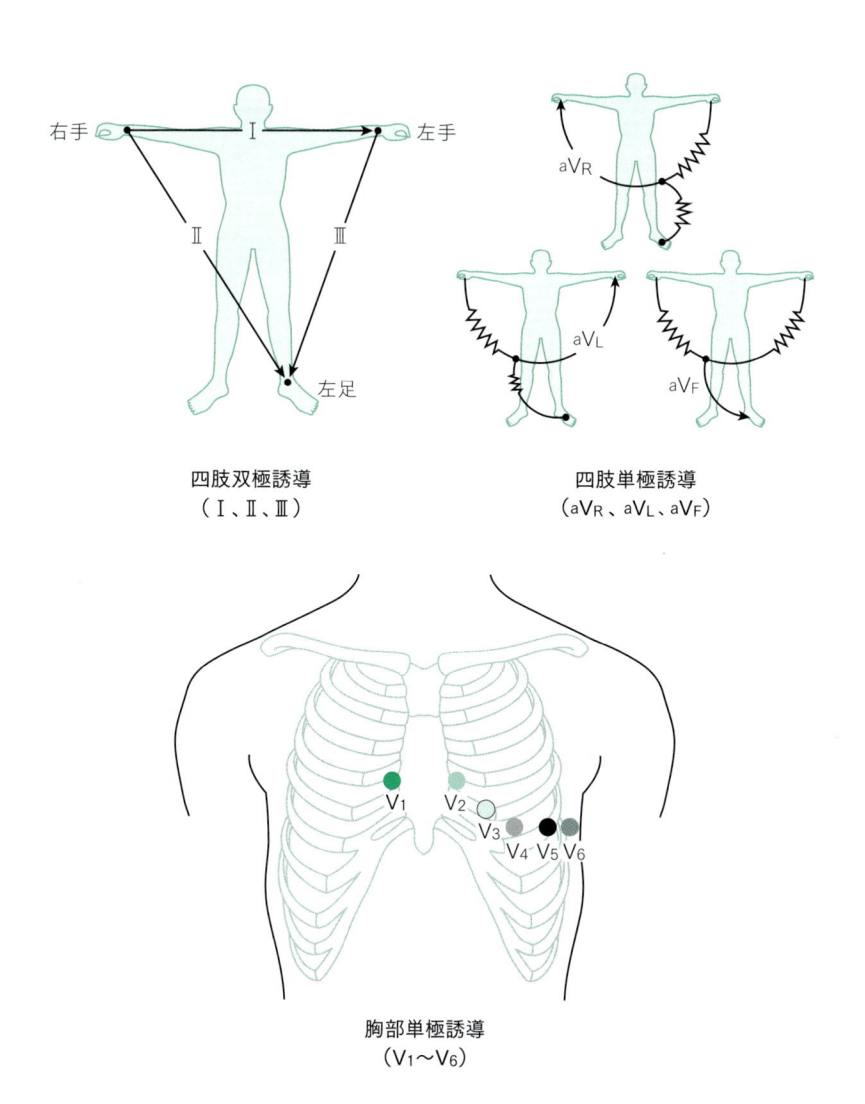

四肢双極誘導
（Ⅰ、Ⅱ、Ⅲ）

四肢単極誘導
（aV_R、aV_L、aV_F）

胸部単極誘導
（V_1～V_6）

MEMO

双極誘導	I	V₁
	II	V₂
	III	V₃
単極誘導	aV_R	V₄
	aV_L	V₅
	aV_F	V₆

〈前額断〉肢誘導 ↔ 〈水平断〉胸部誘導

②前額断
- 第Ⅰ誘導：R → L
- 第Ⅱ誘導：R → F
- 第Ⅲ誘導：L → F

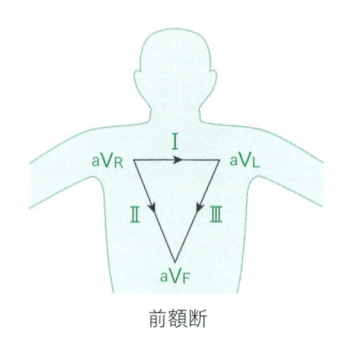

前額断

- 肢誘導は厳密には単極誘導ではなく、偽単極誘導である。
- aV_L などの "a" は augmented「増強された」という意味で、本来の電位から3/2倍に増強されて示されている。
- 前額断では、アイントーフェンの三角形における心室の電気的ベクトルの電気軸とベクトルの大きさが判断できる。

MEMO

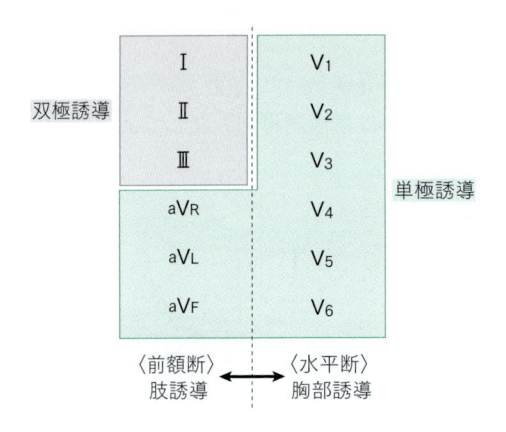

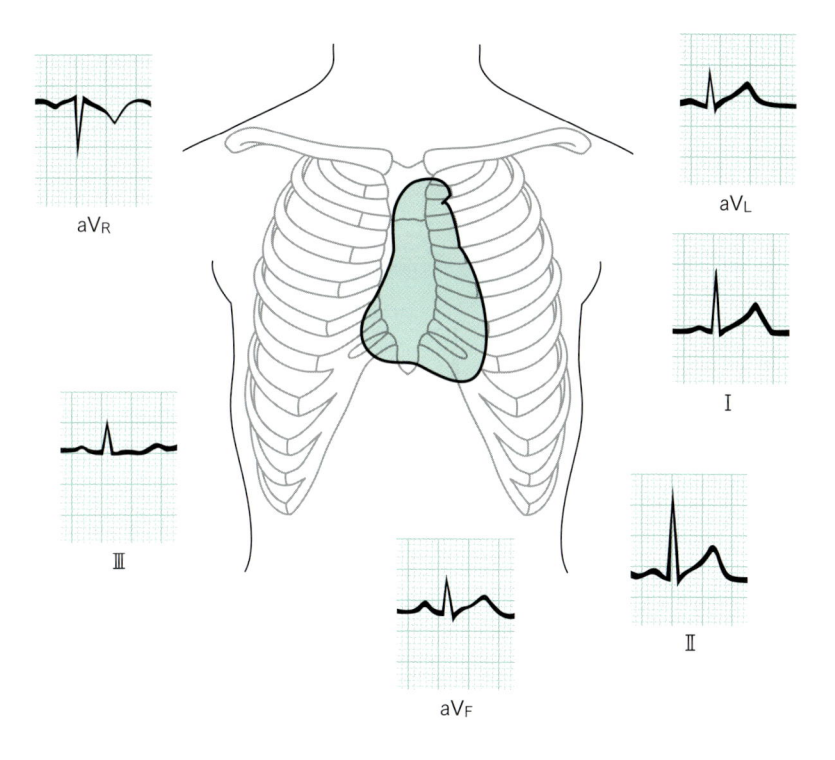

（Goldman MJ：図解心電図学, 第12版. 金芳堂, 1987, p.48 より）

aV_R の QRS ベクトルは？

aV_L、aV_F の QRS ベクトルはプラス or マイナス？
⇒ DVD 参照

③水平断＝胸部誘導
- 第4肋間の胸骨右縁にV₁、左縁にV₂誘導、第5肋間鎖骨中線上にV₄誘導があり、V₂誘導とV₄誘導の間がV₃誘導、第5肋間前腋窩線上にV₅誘導が、第5肋間中腋窩線上にV₆誘導、が存在する。
- 一般に、各誘導の電極には色がつけられており、V₁から順に、赤→黄→緑→茶→黒→紫、となっている。
- 胸部誘導は単極誘導なので、電極の存在する方向から心臓の表面における活動電位を測定している。
- V₁とV₆はほぼ反対側にあるので、同じベクトルをV₁とV₆で観察すると、V₆でプラスであれば多くの場合V₁でマイナスとなる。

disc 1
01：08：15

MEMO

- 一般に心室では左室の心筋が右室に比べ優位（＝電気的ベクトルが大きい）なので、脱分極は左室方向に向かう。
- そのため、心室の総合的な電気的ベクトルはV_5・V_6（左側誘導）でプラス、V_1・V_2（右側誘導）ではマイナスとなっている。

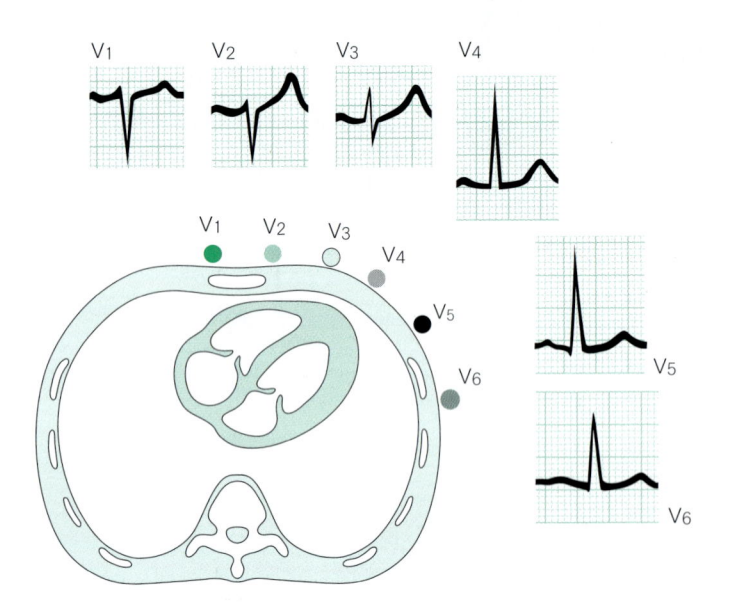

V_1のr波は？

V_1のベクトルはプラスorマイナス？

V_5のq波は？

V_5のベクトルは？
⇒ DVD参照

- 心室中隔の脱分極は左室側から右室側に向かうので、V_5・V_6（左側誘導）ではQRSの中の小さなマイナスの波（q波：septal q）として、V_1・V_2（右側誘導）ではQRSの中の小さなプラスの波（r波）として認められる。

MEMO

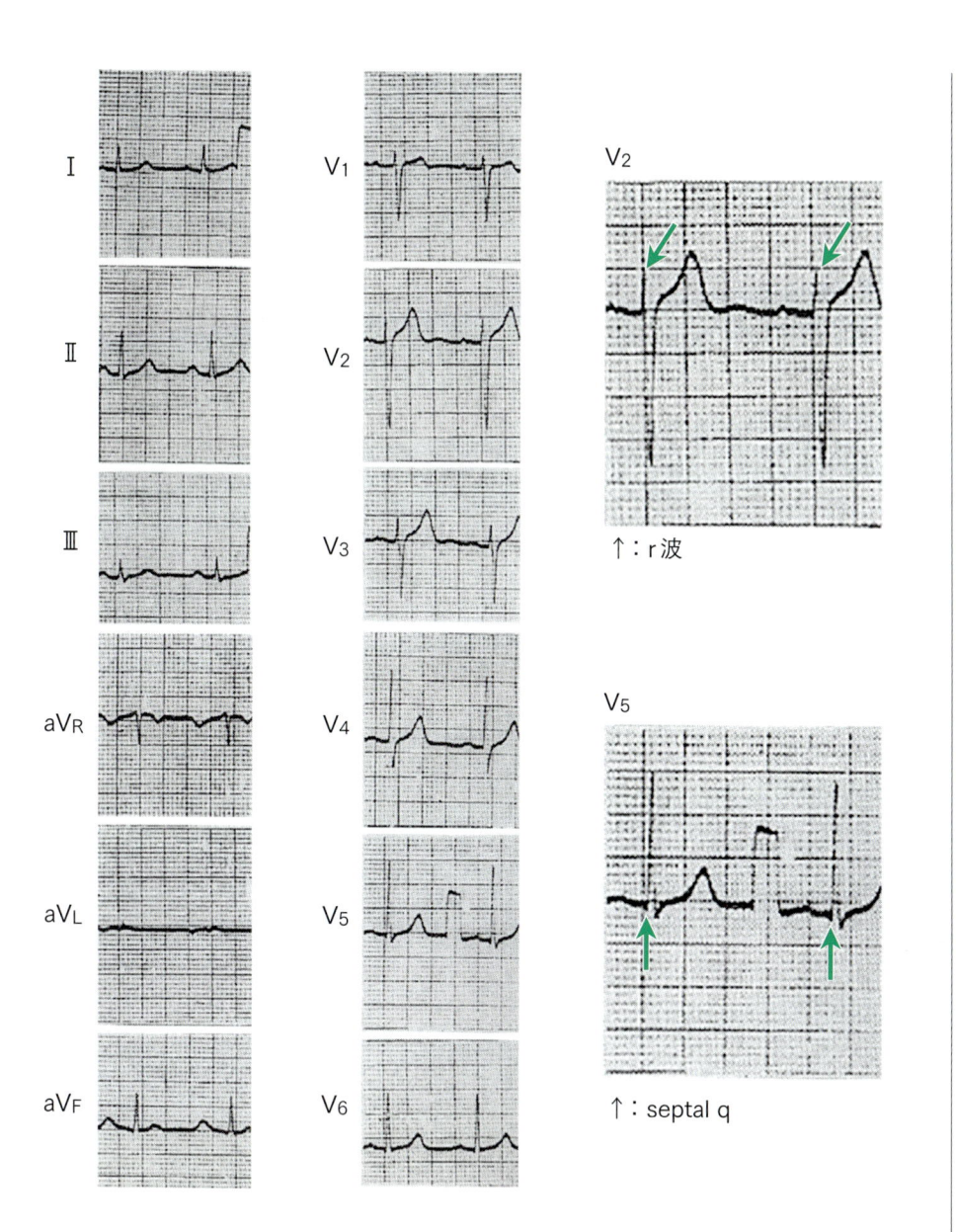

I	V₁	V₂
II	V₂	
III	V₃	↑：r波
aV_R	V₄	V₅
aV_L	V₅	
aV_F	V₆	↑：septal q

MEMO

☞ 不可解な心電図→誘導肢の取り違え？

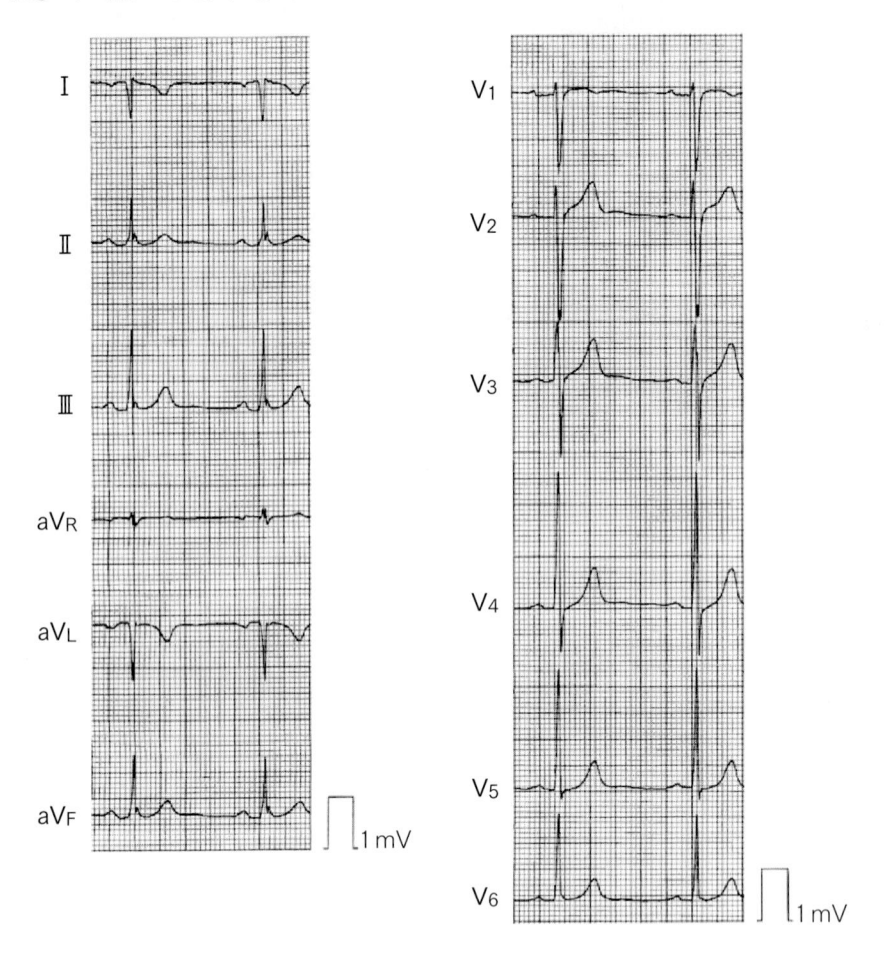

disc 1
01：15：03

Ⅰのベクトルは？

aV_Lのベクトルは？
⇒DVD参照

MEMO

2. 心電図の各波形とその意味

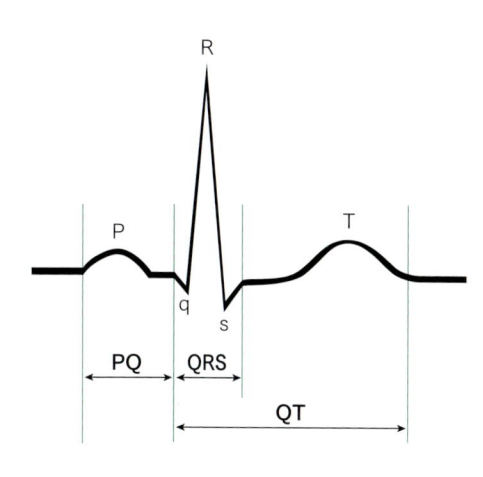

P波 ────── 心房の脱分極
Q（q）波 ── 心室中隔の脱分極
RS波 ────── 心室の脱分極
T波 ────── 心室の再分極
PQ ──────── 房室伝導時間（0.12〜0.20秒）
QRS ─────── 心室内伝導時間（＜0.10秒）
QT ──────── 約0.40秒

（1）P波：洞結節の脱分極ではない

- P波は心房の脱分極（＝興奮）で形成される。
- 右房の興奮に少し遅れて左房が興奮し、その活動電位が融合してP波となる。

P波 ← 心房の脱分極で形成される。
左右心房の興奮が融合する。

右房の興奮　　　左房の興奮

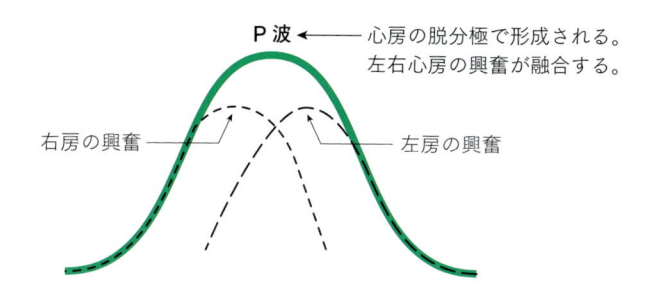

MEMO

(2) QRS波

- Q波はP波に引き続く最初の下向きの波である。
- P波に続く波が上向きであれば、それはQ波ではなくR波である。その場合にはQ波は存在しないことになる。それでも問題はない。
- QRS波は心室の脱分極（＝興奮）で形成される。
- 左室側から右室側に向かう心室中隔の脱分極に引き続いて、心室の脱分極を生じる。
- 心室の電気的ベクトルは、QRSベクトルと考えてよい。

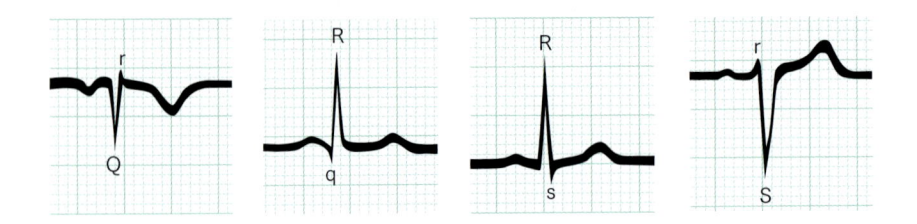

(3) T波

- T波は心室の再分極を示す。
- 一般には脱分極（QRSベクトル）と同じ方向を向く。

(4) PQ時間（PR時間）

- P波の最初からQ波の最初までを、PQ時間（Q波が不明な場合にはPR時間）と呼ぶ。
- PQ時間（PR時間）は房室伝導時間を示す。
- 正常は、成人では0.12〜0.20秒（3〜5コマ）であるが、そのうち0.10秒は房室結節で費やされる。
- PQ時間（PR時間）の延長は房室ブロックによる心室興奮遅延、PQ時間の短縮はWPW症候群などの心室早期興奮を意味する。

MEMO

> PQ（PR）時間：0.12〜0.20秒
> PQ ─┬─ 延長 − 房室ブロック
> 　　└─ 短縮 − WPW症候群

(5) QRS時間
- Q波の最初からS波の終わりまでの時間をQRS時間と呼ぶ。
- QRS時間は心室の脱分極にかかる時間を示す。
- 正常は0.10秒以下（2.5コマ以下）である。
- QRS時間の延長は、脚ブロックなどの心室内伝導障害（心室内変行伝導）を意味する。

> QRS時間：< 0.10秒
> 　QRS ↑ → 心室内変行伝導（脚ブロック）、K↑
> 　QRS ─┬─ 0.10〜0.12秒 → 不完全脚ブロック
> 　　　　└─ >0.12秒 → 完全脚ブロック

MEMO

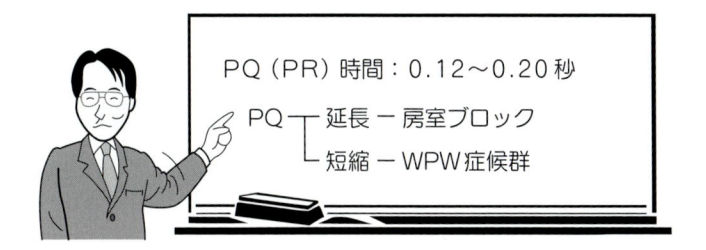

(6) QT時間

- Q波の最初からT波の終わりまでをQT時間と呼ぶ。
- QT時間は心拍数により変化するので、心拍数による補正を行い、QTc時間として判断する。

$$QTc時間 = \frac{QT時間}{\sqrt{RR間隔}} \ (秒)$$

- 正常は0.40±0.04秒（10±1コマ）。
- QT時間の短縮は高Ca血症、延長は低Ca血症・低K血症・Romano-Ward症候群などで認められる。

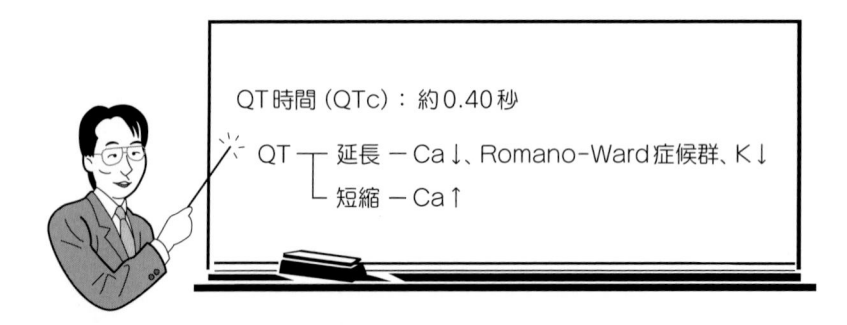

QT時間（QTc）：約0.40秒

QT ― 延長 ― Ca↓、Romano-Ward症候群、K↓
　　└ 短縮 ― Ca↑

(7) U波

- 陽性U波は低K血症。
- 陰性U波は心筋虚血。

👉 まとめ

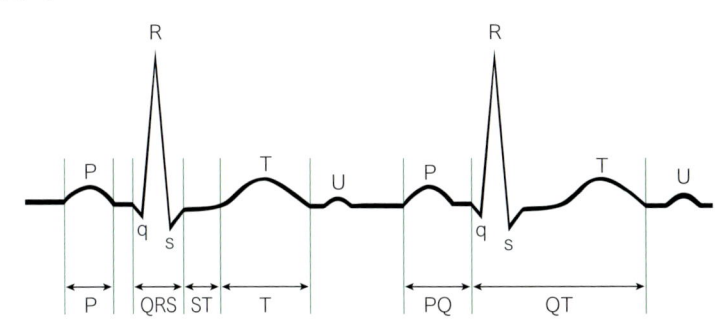

e.g. 測定の実例

P波の幅	PQ時間	QRS時間	QT時間
0.10秒 2.5コマ	0.14秒 3.5コマ	0.8秒 2コマ	0.40秒 10コマ

disc 1
01：35：15

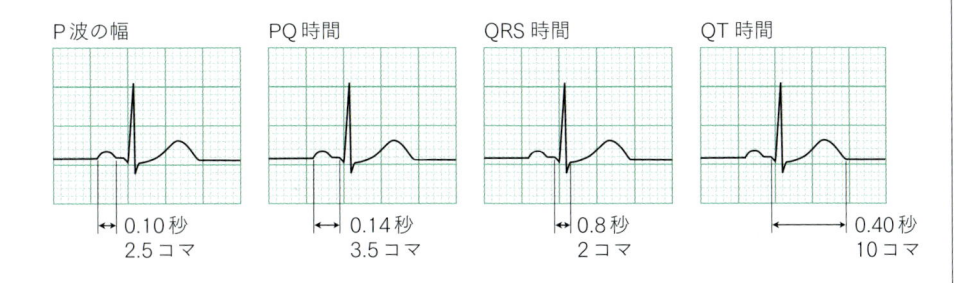

MEMO

3. 心拍ごとの関係：PP 時間、RR 時間

- 心拍数の判定には RR 時間を用いる。
- 心房の拍動数（→これは心拍数とはいわない）の判定には PP 時間を用いる。

disc 1
01：35：15

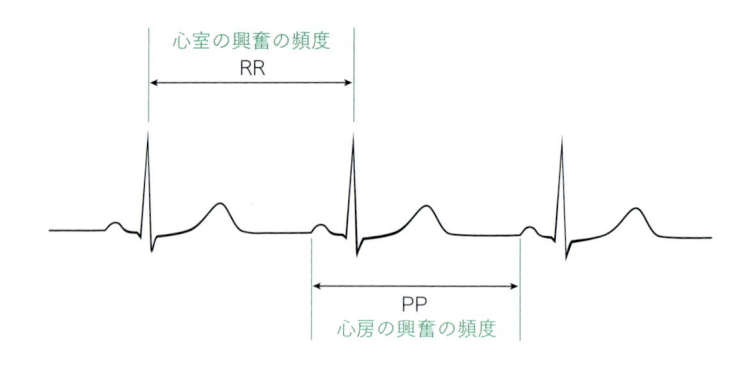

4. 人工ペースメーカー

- 人工ペースメーカーが植え込まれている場合には、自動能低下や伝導障害で、心室拍動が設定値以下になった場合には人工的に電気的刺激を与えることで心室を興奮させ、心拍出量を維持しようとする。
- 人工ペースメーカーによる電気的刺激（ペースメーカーポテンシャル）は電圧は高いが短時間であるので、心電図上は棘波として認められる。
- 多くの植え込み型ペースメーカーでは、右室に電極を植え込んでいるので、右室が先に興奮し、左脚ブロックパターンを呈する。
- そのため、人工ペースメーカーによる電気的興奮は、心室の興奮が棘波に引き続く左脚ブロックパターンの心電図として認められる。

disc 1
01：35：59

MEMO

e.g.

> ペースメーカーの表示
- 刺激部位→感知部位→反応様式（感知した刺激に対するペースメーカーの反応）

表1　ペースメーカーの表示

刺激部位	感知部位	反応様式
A：心房	A：心房	I：抑制
V：心室	V：心室	T：同期
D：心房と心室	D：心房と心室	D：抑制と同期

- VVI：心室で刺激を感知し、設定された時間内に心室が興奮しないと心室を刺激するもの。
- AAI：心房で刺激を感知し、設定された時間内に心房が興奮しないと心室を刺激するもの→房室ブロックは適応外。
- VDD：心房の興奮に合わせて心室が興奮するのを感知して心室を興奮させる→心房に不整脈があれば適応とならない。
- DVI：心房と心室を連動して動かすことによって効率よく拍動させることができる。
- DDI：VVIとAAIが一緒になったもの。
- DDD：心房と心室の興奮を感じ取り、できるだけ連動して動かそうとするもので、最も生理的ペースメーカーに近い。

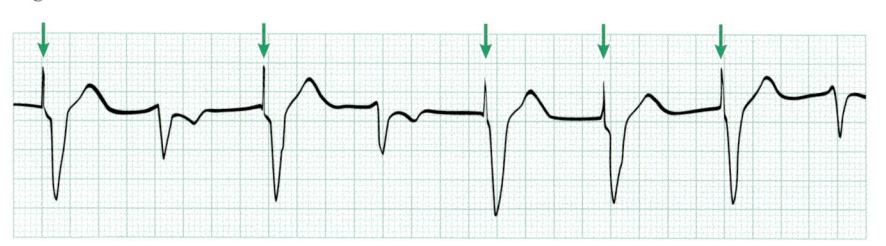

自発性の脈は？

「針」のような興奮は？

それに続くQRSの幅は？
⇒DVD参照

MEMO

このrate、rhythm、axis、hypertrophy、
そしてischemia！
この順番で読んでいって欲しい。

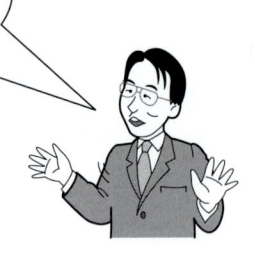

MEMO

IV 心電図の読み方

1. 読む順序

① rate（心拍数）→ 60〜100回/分？
② rhythm（調律）→ NSR？
③ axis（軸）→ 右 or 左？
④ hypertrophy（肥大）→ 心房、心室？
⑤ ischemia（虚血）→ 異常Q波、ST-T？
⑥ review
・PQ → AVブロック？　・QRS → 脚ブロック？
・QT → Ca or R-W？　・ST → 虚血など？
・電解質？

2. 心拍数

- R波（もしくはS波）の頻度で心拍数を判断する。
- 心拍数は横軸の1目盛りが0.04秒であることから判断されるが、一般にはR波と次のR波の間隔で、大体次ページの図のように判断している。
- 呼吸性に脈は変動する（呼吸性変動：吸気時に脈拍は増加）ので、厳密な計算は必要ない。
- 正常は60〜100回/分であるが、スポーツ心などでは50〜60回/分のことも

MEMO

少なくないので、50回/分以下を徐脈と考えたほうがよい。

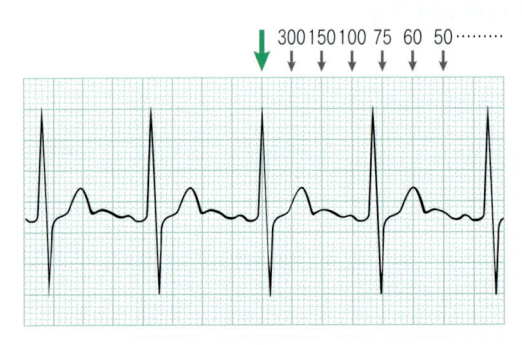

これでは↓のRが太い縦線に一致しており、もし隣の太い縦線に一致して次のR波がくれば、心拍数が300回/分、もし↓から2つ目の太い縦線に一致して次のR波がくれば150回/分、となっている。この場合では、75～100の間にあるので正常範囲といえる。

3. 調律・リズム

- NSR（正常洞調律 normal sinus rhythm）かどうかを判定する。
- P-QRS-Tの時間的関係と共に、PP時間、RR時間が一定かどうか？

disc 2
00:06:00

4. 軸

- 前額断における心室の電気的ベクトルの軸が正常範囲になるかどうかを判定する。前額断では心室ベクトルは左下方向を向く。
- 第Ⅰ誘導はR→Lであるので、第Ⅰ誘導のQRSベクトルは正常ではプラスの方向を向く。
- aV$_F$誘導は下から心臓を点光源で照らしている単極誘導なので、aV$_F$誘導のQRSベクトルは正常ではプラスの方向を向く。
- 第Ⅰ誘導とaV$_F$誘導は互いに直交していると考えられるので、第Ⅰ誘導を横軸

disc 2
00:07:21

MEMO

に、aV_F誘導を下向きがプラスの縦軸として前額断の平面を形成することができる。

- この場合には、第Ⅰ誘導のプラス方向を0°として、aV_F誘導のプラス方向を＋90°とする平面（極平面）となる。
- QRSベクトルの電気軸が0°（もしくは－30°）以下の場合を左軸偏位と呼び、＋90°（もしくは＋110°）以上の場合を右軸偏位と呼ぶ。
- その間は正常軸である。

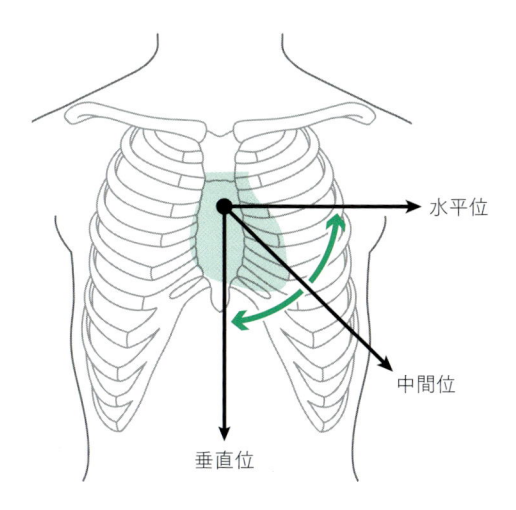

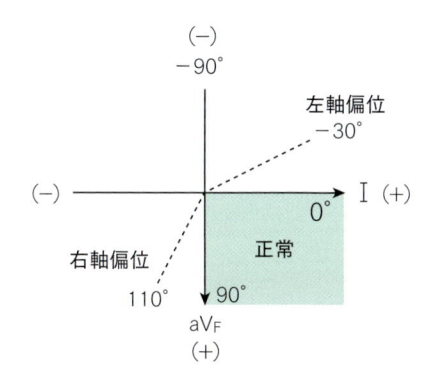

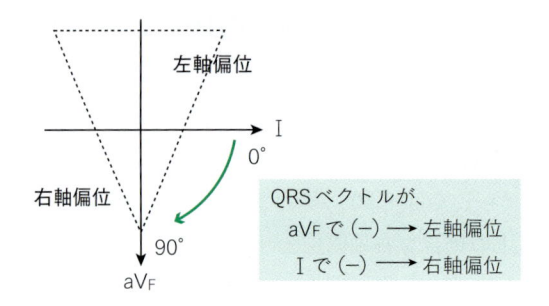

QRSベクトルが、
aV_F で (−) → 左軸偏位
Ⅰで (−) → 右軸偏位

- 簡略化すると、第Ⅰ誘導のQRSベクトルがマイナスのとき、すなわち第Ⅰ誘導のR波＜S波のときが右軸偏位、aV_F誘導のQRSベクトルがマイナスのとき、すなわちaV_F誘導のR波＜S波のときが左軸偏位となる。
- 軸偏位はあくまでも電気軸に関するものなので、実際の心臓の位置を示すものではない。

☞ 回転 (rotation)
- 心室の電気的ベクトルは左室の方向を向くので、V_1のQRSベクトルはマイナス、V_5・V_6のQRSベクトルはプラスのことが多い。
- QRSベクトルがV_1～V_6の間のどこでマイナスからプラスに転じるかによって、回転 (rotation) を判断することがある。
- 「時計方向回転 (clockwise rotation) か、逆時計方向回転 (counter-clockwise rotation) か？」を判断するが、正常ではV_3とV_4の間でQRSベクトルがマイナスからプラスに転じるはずであるが、これがV_3よりもV_1に近いほうでマイナスからプラスに転じた場合には逆時計方向回転、V_3よりもV_6に近いほうでマイナスからプラスに転じた場合には時計方向回転と呼ぶ。回転の向きは、心臓を下から見上げた水平断で考えている。

MEMO

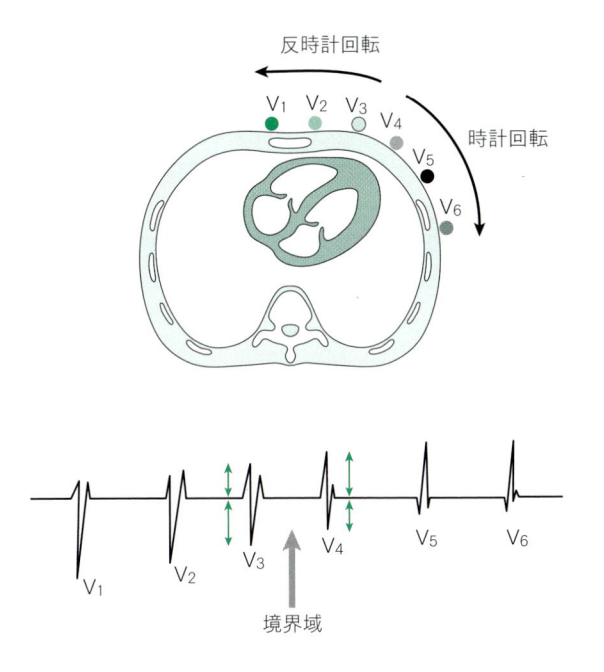

5. 肥大

- 心筋細胞は肥大すると活動電位が大きくなると共に、電位の持続時間が長くなる。それが全体として心電図上の変化として表れる。

(1) 心房の肥大

- 心房の興奮はP波で表される。P波の前半部分は右房の興奮、後半部分は左房の興奮によるものである。
- 心房の脱分極の方向から、第Ⅱ・第Ⅲ誘導ではP波は全体として上向きで、V_1・V_2誘導では右房成分は上向きであるが、左房成分は下向きとなる（←左房は心臓の最も裏側にあるため）ので2相性のP波となっている。
- 右房の肥大では、第Ⅱ・第Ⅲ誘導ではP波の振幅が増大して上向きに大きな波

になり、$V_1 \cdot V_2$誘導では前半の上向きの波が大きくかつ幅広くなるため後半の左房成分である下向きの波がほとんど存在が認められなくなる。
- 左房の肥大では、第Ⅱ・第Ⅲ誘導ではP波の左房からなる後半部分の振幅が増大して上行脚に結節を伴った振幅の大きな波になるが、$V_1 \cdot V_2$誘導では後半の左房成分である下向きの波が大きくなる。

心房の肥大 → P波でみる。

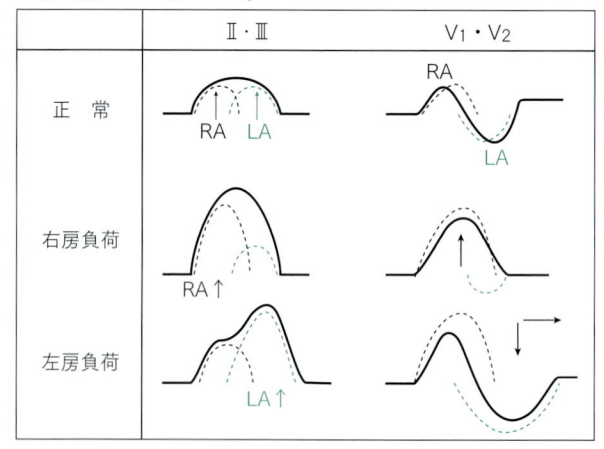

	Ⅱ・Ⅲ	$V_1 \cdot V_2$
正　常	RA LA	RA / LA
右房負荷	RA↑	↑
左房負荷	LA↑	↓

(2) 心室の肥大

①右室肥大
- 右室肥大では右室の脱分極が強くなるので、正常では左室側を向いていた心室の電気的ベクトルが右室側を向くようになり、V_1誘導でQRSベクトルがプラス（R波＞S波）になる。
- 逆に、V_1誘導でQRSベクトルがプラス（R波＞S波）のときに右室肥大を疑う。

②左室肥大
- 左室肥大では左室の脱分極がより強くなるので、正常では左室側を向いていた心室の電気的ベクトルがより大きくなり、$V_5 \cdot V_6$誘導でR波の高さが26 mm以上となる。
- $V_5 \cdot V_6$誘導でR波の高さが26 mm以上のときに左室肥大を疑う。

disc 2
00：23：33

MEMO

心室の肥大

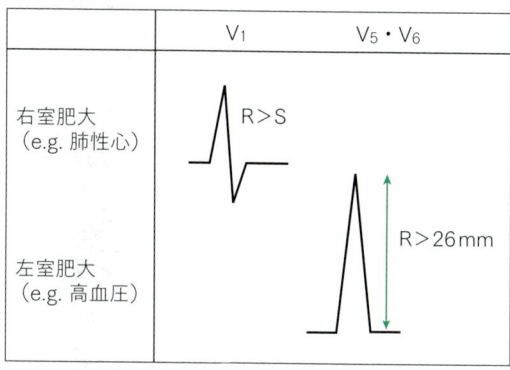

	V₁	V₅・V₆
右室肥大 (e.g. 肺性心)	R>S	
左室肥大 (e.g. 高血圧)		R>26mm

👉 ストレイン

- 圧負荷による心室肥大では、心筋肥大に伴う心内膜下虚血などで、ST低下を伴うことが多く、これをストレインという。
- 容量負荷ではストレインをみることが少ないので、左室肥大がある場合に、それが、圧負荷によるものか、容量負荷によるものかを鑑別しうる。

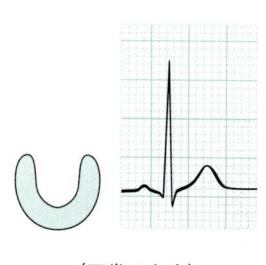

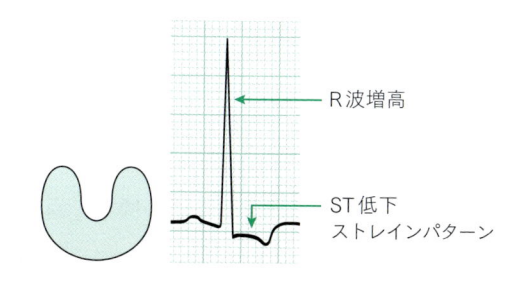

〈正常の左室〉　　〈圧負荷による左室の求心性肥大〉

R波増高
ST低下
ストレインパターン

disc 2
00:26:48

MEMO

e.g. ストレインを伴った左室肥大

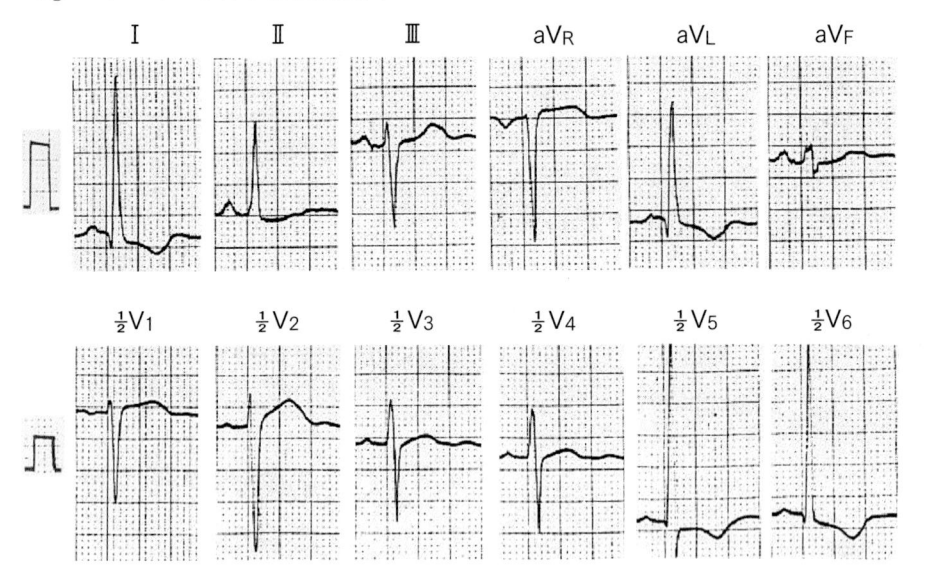

Ⅰ　Ⅱ　Ⅲ　aV_R　aV_L　aV_F

½V_1　½V_2　½V_3　½V_4　½V_5　½V_6

disc 2
00:29:26

V_5のR波は何mV？

キャリブレーションは？

V_{1~6}は何mmで1mV？

V_5のR波は、キャリブレーションの何倍か？
⇒DVD参照

cf. 心室興奮時間（ventricular activation time；VAT）

- 心室興奮が心筋内を心内膜から心外膜まで到達するのに必要とされる時間。
- q波のはじめからR波の頂点までを心室興奮時間（VAT）と呼ぶ。
- 右室の心室興奮時間はV_1・V_2誘導で測定され、0.03秒以下。
- 左室の心室興奮時間はV_5・V_6誘導で測定され、0.05秒以下。
- 心室肥大では心室興奮が心筋内を心内膜から心外膜まで到達するのに時間がかかり、VATが延長する。脚ブロックでも異常な刺激伝導を行うので、VATが延長する。

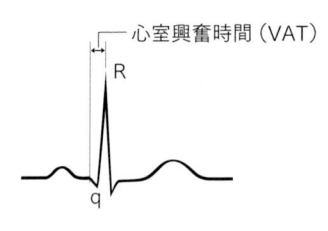

disc 2
00:32:00

心室興奮時間（VAT）
R
q

MEMO

6. 心筋虚血

(1) 虚血性変化：ST変化

- 全層性虚血（急性心筋梗塞や冠動脈攣縮性狭心症など）ではSTが上昇する。
- 心内膜下虚血（心内膜下梗塞や労作性狭心症）ではSTが下降する。

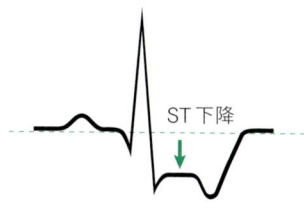

ST下降　心内膜下梗塞、労作性狭心症

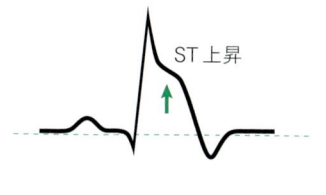

ST上昇　異型狭心症（冠動脈攣縮性狭心症）

👉 ST下降の分類

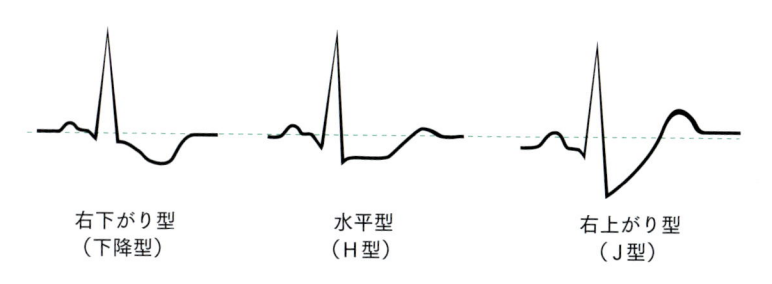

右下がり型（下降型）　水平型（H型）　右上がり型（J型）

☞ ST上昇が上に凸か、下に凸か？
- ST上昇が上に凸であれば全層性虚血。
- ST上昇が下に凸であれば急性心膜炎。

e.g. 急性心膜炎

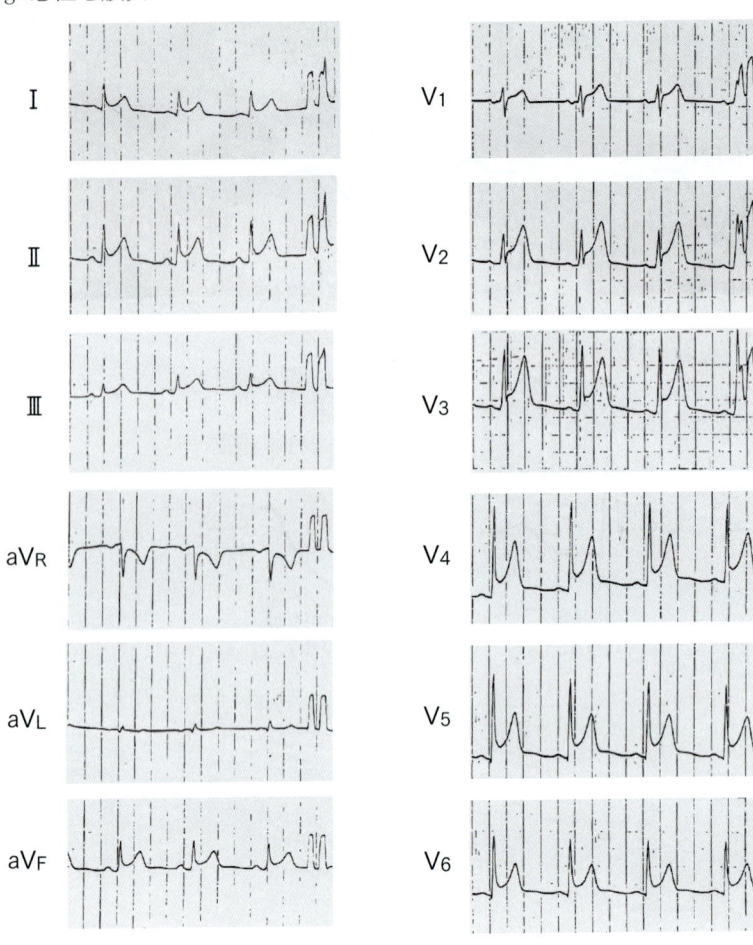

Ⅰ　Ⅱ　Ⅲ　aV_R　aV_L　aV_F　V_1　V_2　V_3　V_4　V_5　V_6

disc 2
00：37：36

V_2、_3のSTは上に凸、下に凸？
⇒DVD参照

MEMO

e.g. 急性心筋梗塞

I	II	III	aV_R	aV_L	aV_F

V4R	V1	V2	V3	V4	V5	V6

disc 2
00:38:23

II、III の ST は？
⇒ DVD 参照

（2）壊死性変化：異常 Q 波

- 正常でも心室中隔の脱分極に伴い、V_5・V_6 誘導では q 波を認める。
- しかし、Q 波の幅が 0.04 秒以上、もしくは QRS の振幅の 1/5 or 1/4 以上であれば、異常 Q 波と考えられる。
- 異常 Q 波は、原則として貫壁性の心筋壊死において認められるので、大部分は心筋梗塞における所見である。

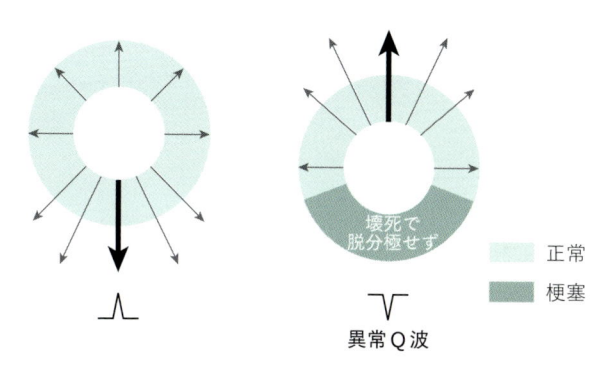

左室断面像。左：正常、右：梗塞あり。太い矢印は平均ベクトルを表す。

MEMO

☞ 心内膜下梗塞・非貫壁性心筋梗塞
- 心内膜下には心筋壊死を認めるが、全層性ではないもの。
- 心筋壊死に伴いトロポニンTや逸脱酵素のCKなどは上昇するが、心電図では異常Q波は認めず、梗塞部位の誘導でSTが下降する。

(3) その他
- 冠性T波（下図参照）：対称性の陰性T波。
- 陰性U波。

☞ 虚血のまとめ

虚血のまとめ

① 異常Q波（e.g. 貫壁性心筋梗塞）
  - 0.04秒以上
  - QRSの振幅の1/5 or 1/4以上

② STの変化（ST-T）
  - ST
    - 上昇
      - 上に凸：急性心筋梗塞、異型狭心症、心室瘤
      - 下に凸：急性心膜炎
    - 下降
      - 労作性狭心症、心内膜下梗塞
      - ジギタリス効果、ストレイン

③ 冠性T
  - 対称性

④ 陰性U波

disc 2
00：39：46

MEMO

👉 虚血性心疾患（ischemic heart disease；IHD）

①経時的変化

- 全層性梗塞では、ST上昇→異常Q波→ST正常化→冠性Tの順に変化する。

ST上昇　　異常Q波　　ST下降　　冠性T
　　　　　　　　　　T波逆転　　異常Q波残存

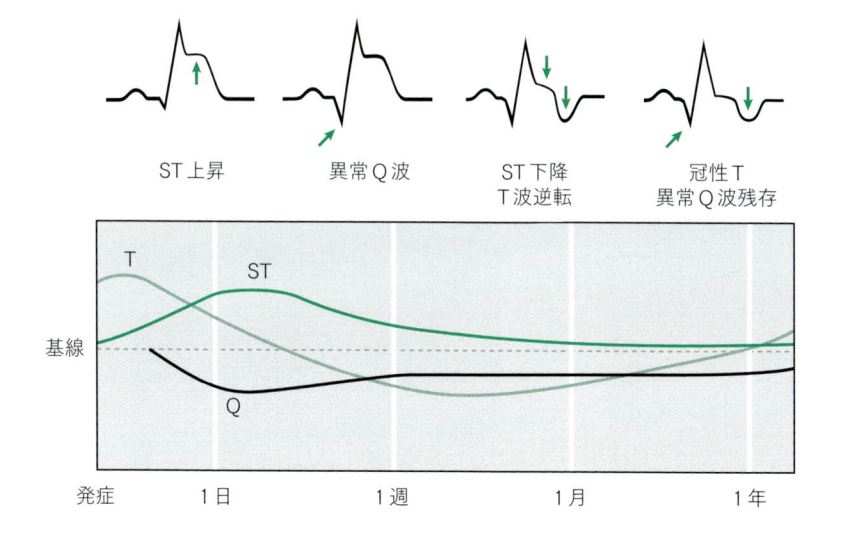

②部位診断

- 虚血部位に変化が生じる。

　$V_{1,2,3,4}$　――――　前壁中隔梗塞（前下行枝）
　$I・aV_L・V_{5,6}$　――――　側壁梗塞（左回旋枝）
　$II・III・aV_F$　――――　下壁梗塞（右冠状動脈）

MEMO

e.g. 前壁中隔梗塞

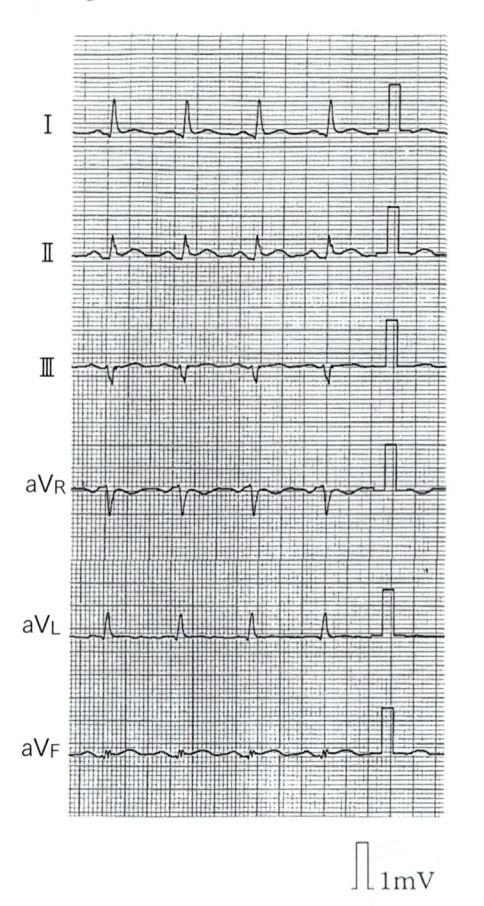

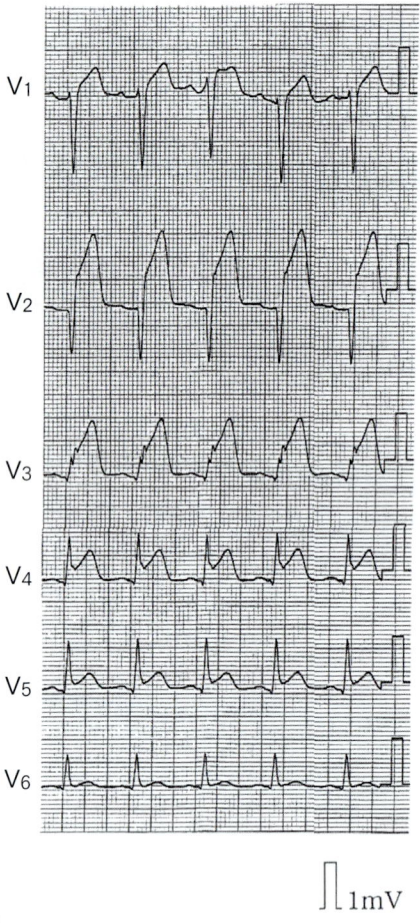

disc 2
00：42：31

異常Q波とST上昇はどの誘導に現れているか？
⇒DVD参照

MEMO

e.g. 下壁梗塞

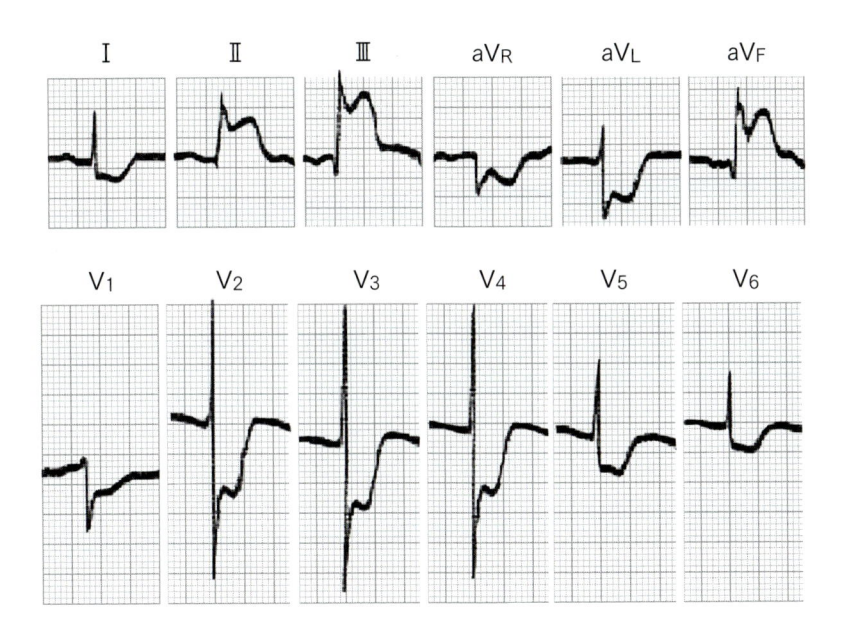

| Ⅰ | Ⅱ | Ⅲ | aV_R | aV_L | aV_F |
| V₁ | V₂ | V₃ | V₄ | V₅ | V₆ |

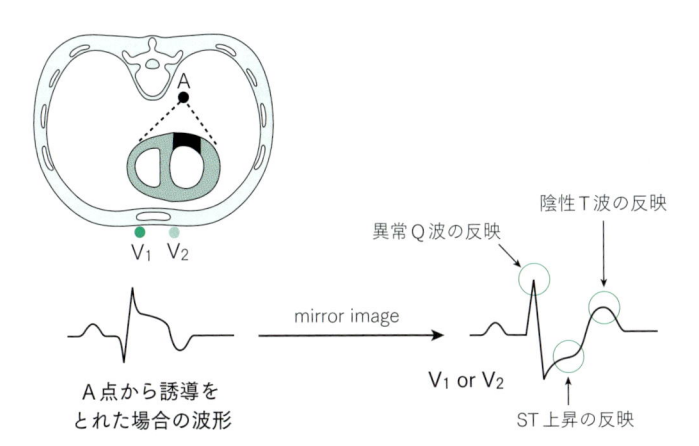

disc 2
00：43：09

ST上昇はどの誘導に？

Ⅱ、Ⅲ、aV_Fの STは上に凸、下に凸？

異常Q波は？

V₁~V₄のSTは何？
⇒DVD参照

☞ 右冠動脈障害による純後壁梗塞
- V₁・V₂誘導でR波増高・ST低下といった鏡像変化（mirror image）を認める。

A点から誘導をとれた場合の波形 → mirror image → V₁ or V₂

異常Q波の反映
陰性T波の反映
ST上昇の反映

MEMO

7. 不整脈の診断

(1) 頻拍型
- 頻拍性不整脈の生じる機序として、不応期の時間の関係とリエントリー（re-entry）機序が重要である。
- リエントリー機序：一方向性ブロックによるリエントリー機序（下図）。

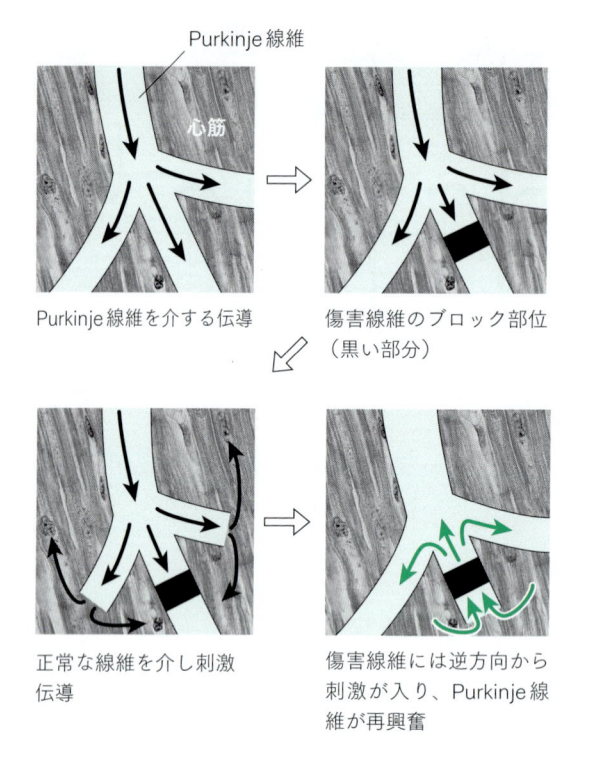

Purkinje線維を介する伝導

傷害線維のブロック部位（黒い部分）

正常な線維を介し刺激伝導

傷害線維には逆方向から刺激が入り、Purkinje線維が再興奮

(Goldman MJ：図解心電図学, 第12版. 金芳堂, 1987, p.215より一部改変)

MEMO

①期外収縮（extrasystole）
- 期外収縮は本来存在するべき興奮よりも早期に興奮して収縮するもの。
- 期外収縮には、代償性休止期を伴うものと、伴わないもの（非代償性＝間入型）がある。

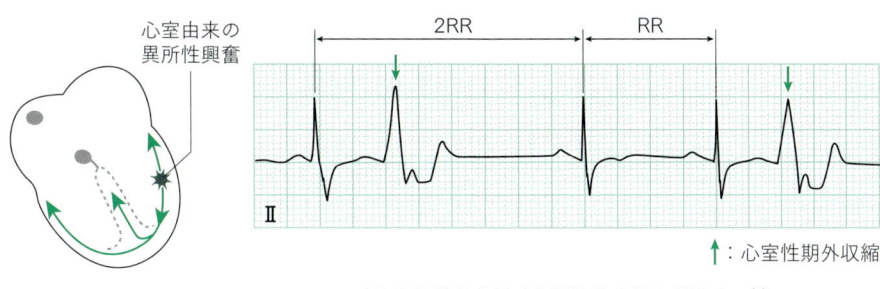

〈心室性期外収縮（代償性休止期を伴うもの）〉
↑：心室性期外収縮

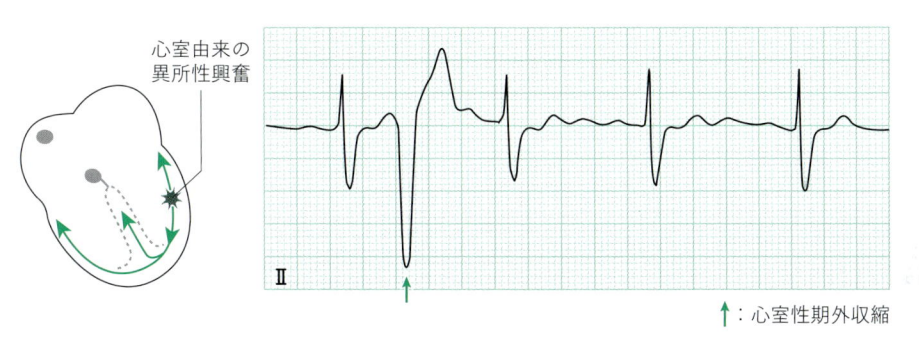

〈心室性期外収縮（間入性）〉
↑：心室性期外収縮

disc 2
01：07：36

本来の拍動は？

期外収縮のQRS幅は？

また、その形は？
⇒DVD参照

MEMO

- 上室性期外収縮は先行するP波（異所性の上室性興奮ではP波が変形することがある）を伴い、QRS波形は正常なことが多い。

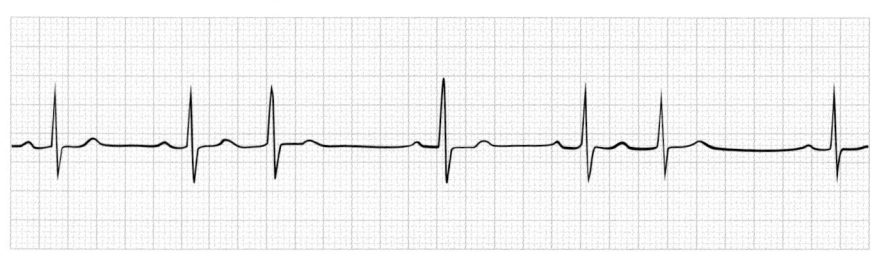

- 心室性期外収縮は先行するP波はなく（His束逆行性の異常なP波をQRSに遅れて認めることもある）、QRS波形は変形し、QRS時間が延長していることが多い。

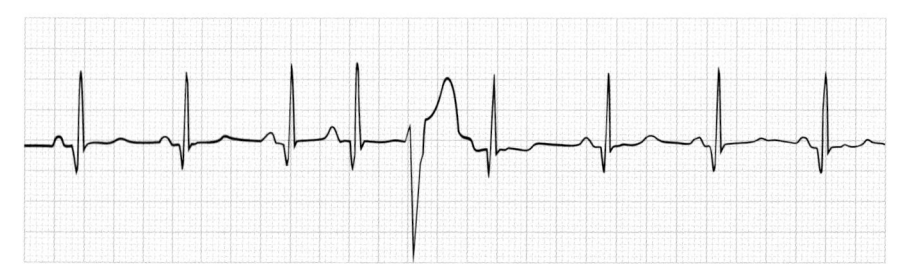

- 正常な調律と期外収縮が交互に出現する場合には二段脈と呼ばれる。

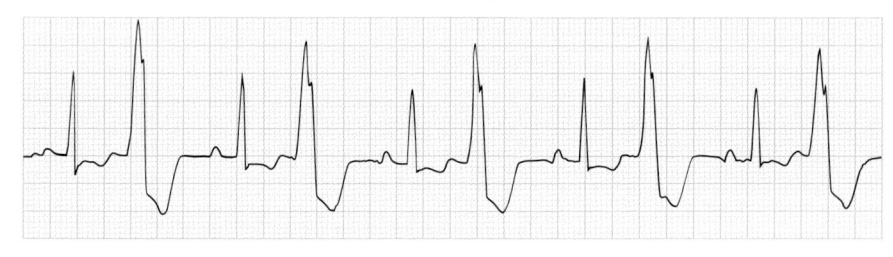

disc 2
01：08：40

本来の拍動が出る位置は？

期外収縮はどれ？

上室性or心室性？

QRSの形に相違は？

QRS幅は？
⇒ DVD参照

disc 2
01：09：38

MEMO

👉 電気的交互脈

- 一定間隔で出現して、期外収縮でないにもかかわらず、波形が異なるものが交互に出現する場合は電気的交互脈（発作性頻拍や心タンポナーデで認められる）と呼ばれる。
- 三段脈

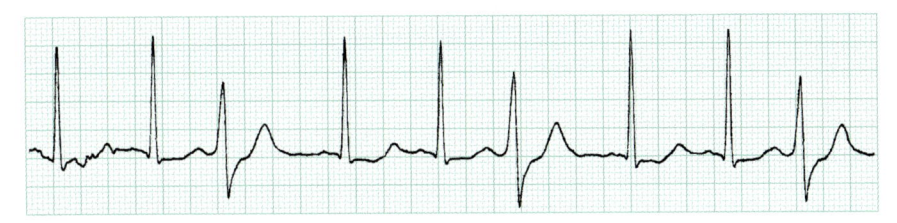

disc 2
01：09：44

👉 補充収縮・補充調律（escape rhythm）

- 期外収縮は本来存在するべき興奮よりも早期に興奮するもので脈拍が速くなるが、補充収縮は正常な興奮が遅れたために、代償性により下位のペースメーカーが興奮するもので、基本的には脈拍は遅くなる。

Lead V₁

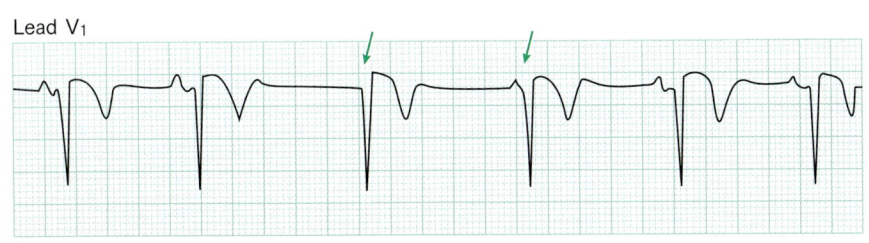

disc 2
01：10：00

3拍目のQRSには先行するP波がないが、これはP波が形成されなかったことにより、AV junctionから補充収縮のQRSが形成されたことによる。
4拍目はP波が先行するが、それより先にAV junctionから補充収縮のQRSが形成されたものが結合して、PQ時間が短縮したようにみえる。

MEMO

②上室性頻拍：発作性ではWPW症候群がベース。
- 発作性上室性頻拍症（paroxysmal supraventricular tachycardia；PSVT）

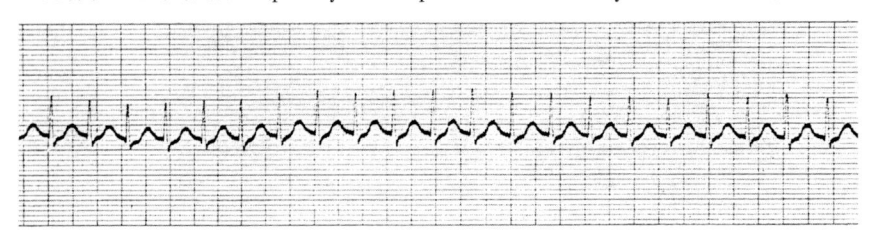

- 心房細動（atrial fibrillation；Af）
頻拍型心房細動

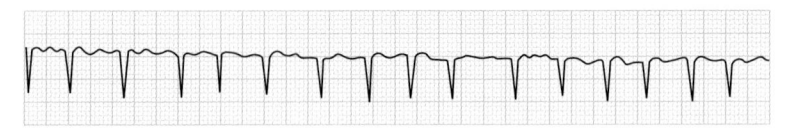

徐拍型心房細動

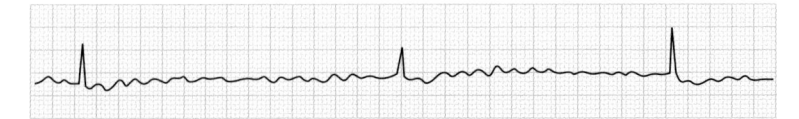

👉 心房粗動（atrial flutter；AF）
- 鋸歯状のF波（300／分）を認め、房室ブロックを伴うことで、2：1伝導（150／分）や4：1伝導（75／分）などとなることがある。

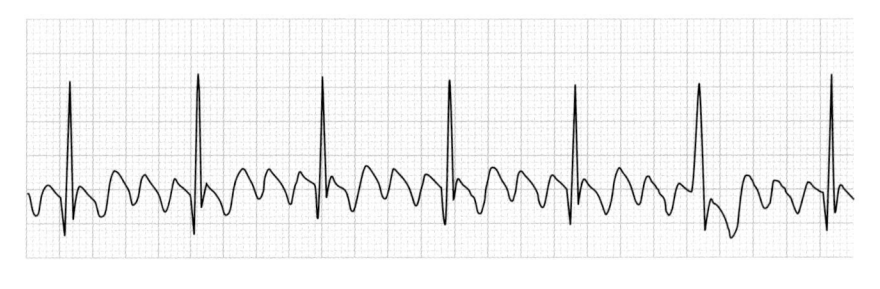

disc 2
01：11：27

QRS幅は正常？

RR間隔は一定？

disc 2
01：11：57

disc 2
01：13：07

P：Rは、何：何？

P波の頻度は？
⇒DVD参照

MEMO

👉 WPW症候群

- 正常の刺激伝導以外に房室結節をバイパスした房室間にKent束による副伝導路が存在し、心室の早期興奮（pre-excitation）が生じるもの。
- 発作性上室性頻拍症（PSVT）や発作性心房細動（→Kent束を通るので、QRS幅が拡大しpseudo VT）を合併する。

WPW症候群における非発作時の心電図
・short PQ（＜0.12秒）
・wide QRS幅
・デルタ波

（図：洞結節、房室結節、His束、左脚後枝、側方副伝導路、左脚前枝、右脚）

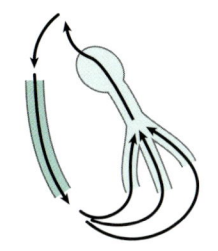

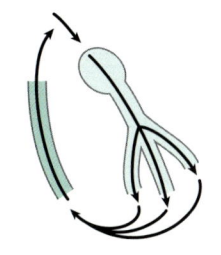

- 副伝導路を介する順行伝導
- His束、房室結節の逆行性伝導

- 正常伝導路の正伝導
- 副伝導路の逆行性伝導

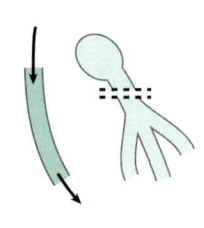

- 心房細動や心房粗動の場合

（Goldman MJ：図解心電図学, 第12版. 金芳堂, 1987, p.284 より一部改変）

MEMO

I	V₁	disc 2 01:19:50
II	V₂	V₄で、 PQ間隔は？
III	V₃	QRS幅は？ デルタ波の存在は？
aV_R	V₄	波形診断は？
aV_L	V₅	
aV_F	V₆	

pseudo VT（偽性心室性頻拍）

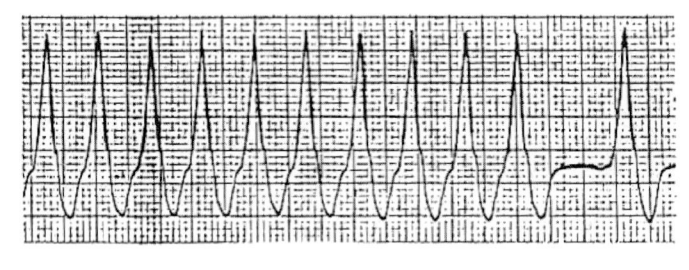

QRS幅は？

RR間隔は一定？
⇒DVD参照

MEMO

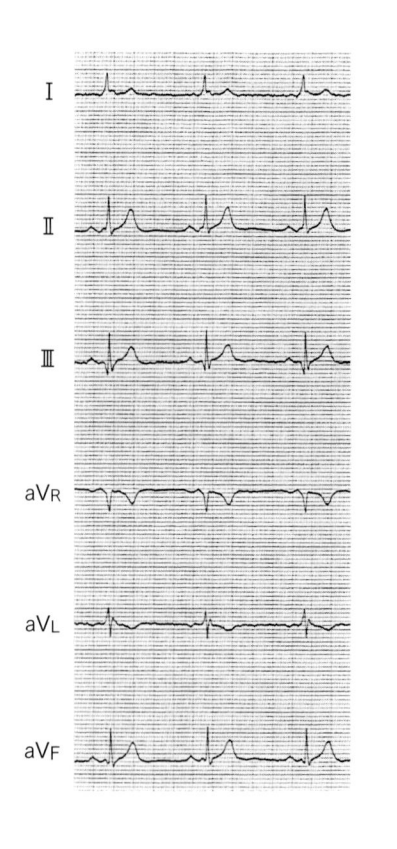

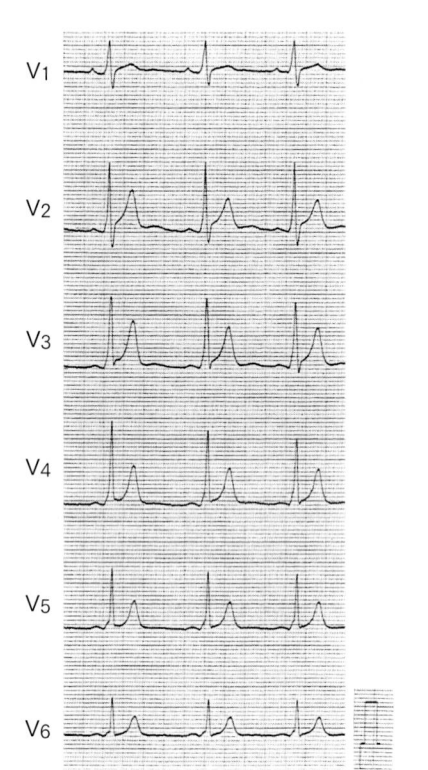

☞ 心室内変行伝導
- 頻拍型の上室性不整脈では、上室由来の頻度の高い興奮に対して、心室内刺激伝導系の一部が不応期になる場合がある。この場合には正常な心室内刺激伝導が行われなくなり、一過性の脚ブロックと同様に心室内変行伝導を生じるため、上室性であるにもかかわらずQRS幅が広くなることが多い（p.51参照）。

③心室性：発作性ではQT延長症候群がベース。
a）心室性頻拍症（ventricular tachycardia；VT）：QRS幅の広い興奮が一定間隔で連続している。

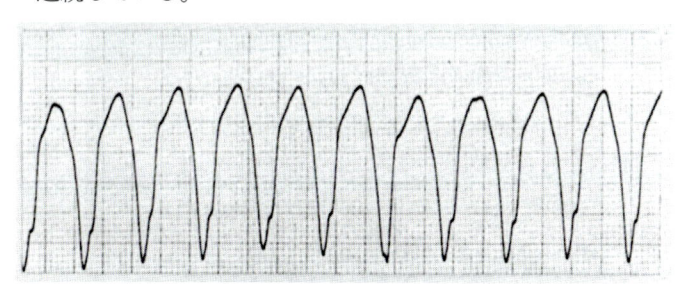

disc 2
01：24：53

QRS幅は？

RR間隔は一定？
⇒DVD参照

☞ 頻拍型心室固有調律（accelerated idioventricular rhythm；AIVR）
- 心室のPurkinje線維の異所性興奮が亢進して生じたもので、心室性頻拍症（140〜200回/分）ほど頻拍ではないが、心室性頻拍類似の心電図所見を呈する（60〜100回/分）。
- 頻拍型心室固有調律は、一過性で特に治療を必要としないことが多い。

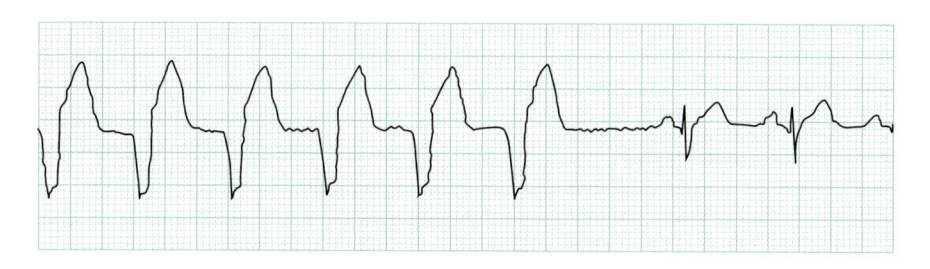

disc 2
01：25：04

MEMO

b）心室細動（ventricular fibrillation；Vf）：QRS 幅が広く、QRS の振幅が不定で、RR 間隔も不定。

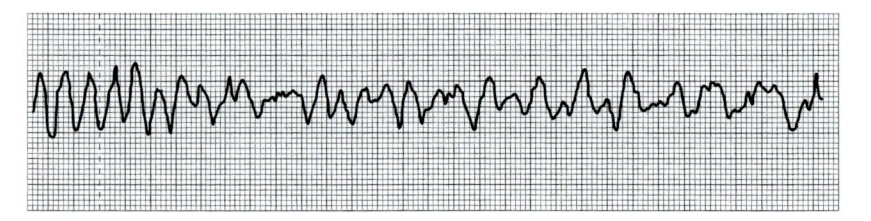

☞ 受攻期・R on T
- T 波は心室の再分極を示すが、この時期は受攻期と呼ばれる不安定な時期で、次の心室性興奮（R 波）が重なると、いわゆる R on T となり、心室性頻拍症（VT）や心室細動（Vf）などを誘発することが多い。

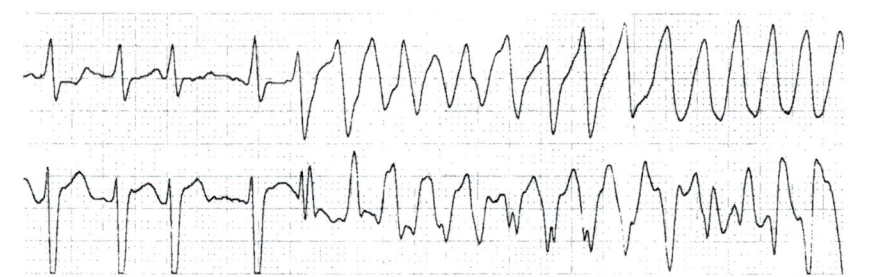

disc 2
01：26：50

R on T はどこが？
⇒ DVD 参照

MEMO

☞ QT 延長症候群

- 心電図上 QT 延長を認め、多形性心室性頻拍症や心室細動の発作を誘発するもの。

disc 2
01：29：46

QT 間隔は何コマ？
⇒ DVD 参照

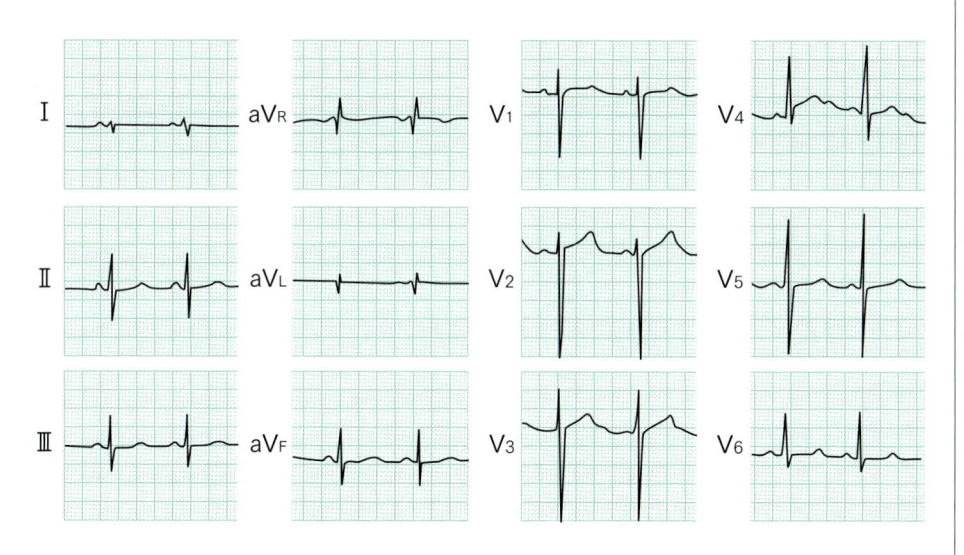

MEMO

(2) 徐拍型

①洞不全症候群 (sick sinus syndrome；SSS)

- 本来ペースメーカーである洞結節における刺激興奮の生成が不適切なもの。

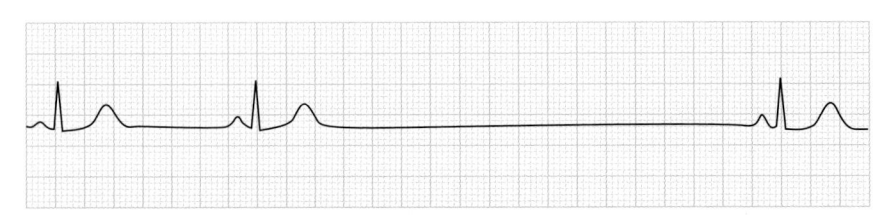

disc 2
01：30：15

本来の拍動は？

②房室ブロック (AV block)

a) Ⅰ度：PR 時間延長（PR ＞ 0.20 秒）のみで QRS 脱落せず。

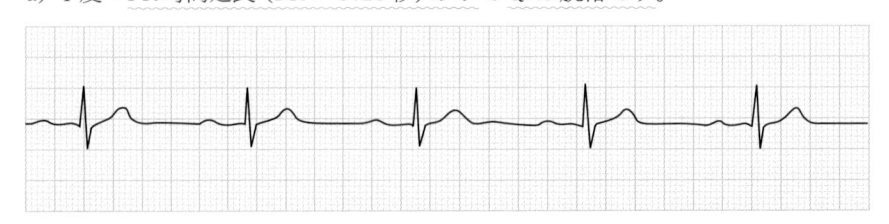

disc 2
01：34：51

2拍目のPR時間は何コマ？

P:Rは1:1？

b) Ⅱ度：心房の刺激が心室に伝達しないこともあるもの。Wenckebach 型（PR が次第に延長して QRS 脱落を繰り返す）や Mobitz Ⅱ 型（PR の漸増なく QRS 脱落）がある。

- Wenckebach 型房室ブロック

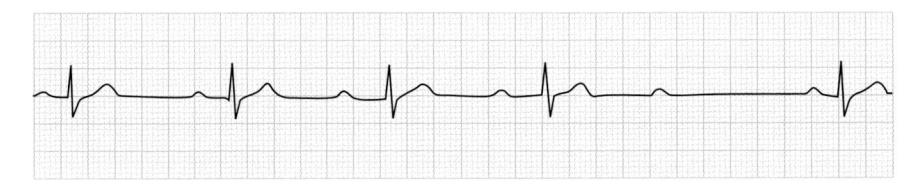

disc 2
01：35：30

PR 時間は一定？

QRS の脱落は？
⇒ DVD 参照

MEMO

- Mobitz II型房室ブロック

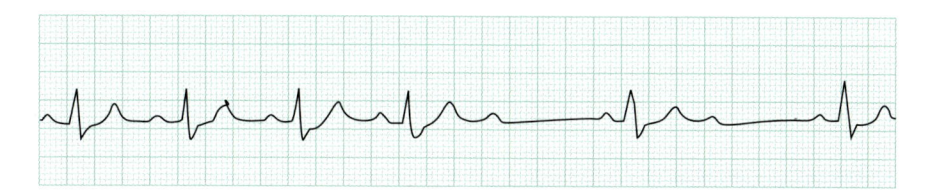

disc 2
01:37:48

PRは一定？

QRSの脱落は？

c) III度（完全房室ブロック）：心房の刺激が全く心室に伝わらずに、心室は独自の遅いペースメーカーで動く→大砲音（cannon sound、I音が心拍ごとに変化して時々大きなI音聴取）。

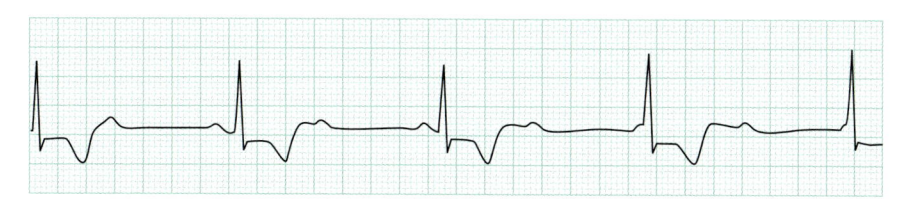

disc 2
01:37:55

P波はどこにあるか？

PP、RRは一定？

PRは一定？
⇒DVD参照

👉 房室解離
- 洞結節由来の心房からの刺激が緩徐となり、洞結節由来の興奮頻度よりも、房室接合部（AVJ）の自動能のほうが上回り、心房は洞結節、心室は房室接合部のペースメーカーといったように、心房と心室で異なったペースメーカーの支配を受けているもの。
- PP間隔一定、RR間隔一定であるが、完全房室ブロックと異なり、P波の頻度よりR波の頻度が大きくなり、PP間隔＞RR間隔となるもの。
- 完全房室ブロックのように著明な徐脈となることはない。

disc 2
01:39:01

MEMO

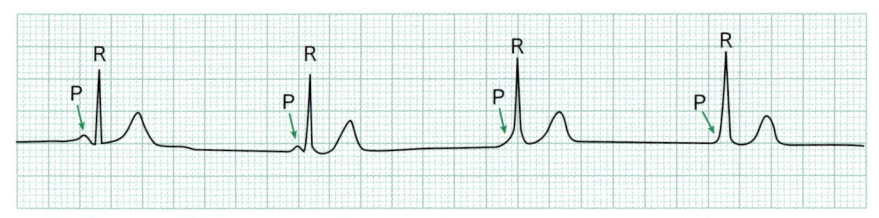

〈房室解離〉　PR間隔不定で、PP間隔よりRR間隔が短く、徐脈ではない。

👉 脚ブロック

- 正常では興奮は伝導の速い刺激伝導系を通るため、心室の興奮開始から興奮終了までを意味するQRS時間は短い。
- しかし、脚ブロックがあるとHis束以降の刺激伝導において、アンバランスを生じ、ブロックのない脚に支配されている心筋は正常に興奮するが、ブロックのある脚に支配されている心筋には興奮が脚からは伝わらないので、先に興奮した心筋から比較的緩徐に興奮が伝導される。
- そのため、脚ブロックでは心室の興奮開始から興奮終了までに時間がかかり、QRS幅は拡大する。
- 脚ブロック単独では徐脈になることはない。

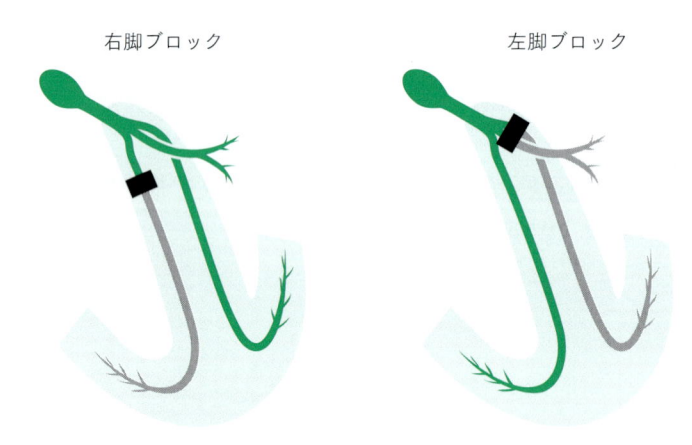

右脚ブロック　　　　　左脚ブロック

disc 2
01：41：07

MEMO

- QRS幅が0.10～0.12秒であれば不完全脚ブロック、0.12秒以上では完全脚ブロックとなる。
- さらに、心室の電気的ベクトルも、本来とは違った方向を向くことになる。
- 右脚ブロック（right bundle branch block；RBBB）ではV₁でM型・V₆でS波の幅が広く、左脚ブロック（left bundle branch block；LBBB）ではV₁で深いQR波・V₆でM型を呈することが多い。

(a) 右脚ブロック（RBBB）

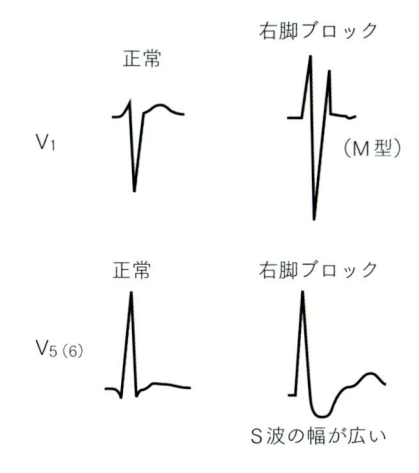

V₁　正常　　右脚ブロック（M型）

V₅₍₆₎　正常　　右脚ブロック　S波の幅が広い

(b) 左脚ブロック（LBBB）

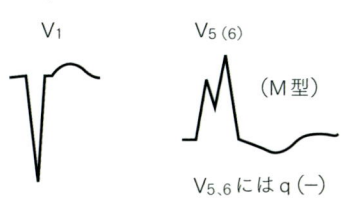

V₁　　V₅₍₆₎（M型）

V₅,₆にはq（－）

MEMO

- 右脚ブロック

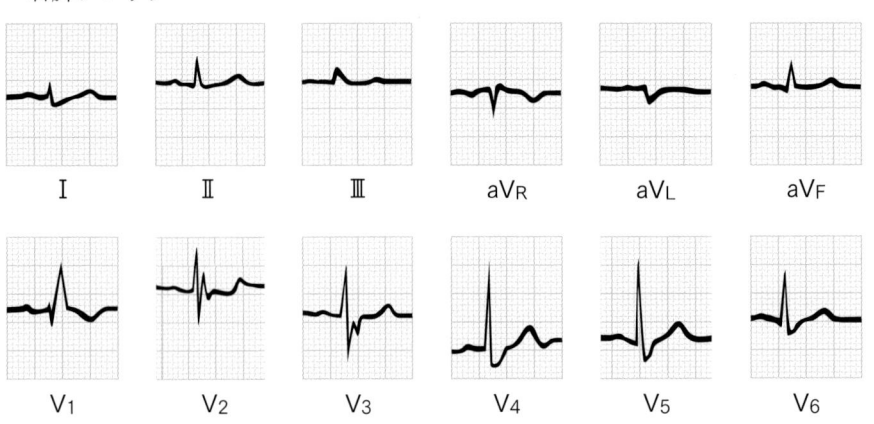

I　II　III　aV_R　aV_L　aV_F

V_1　V_2　V_3　V_4　V_5　V_6

- 不完全右脚ブロックは健康人にも比較的多く認められ、単独では病的意味は少ない。
- 左脚ブロック：septal q の消失。

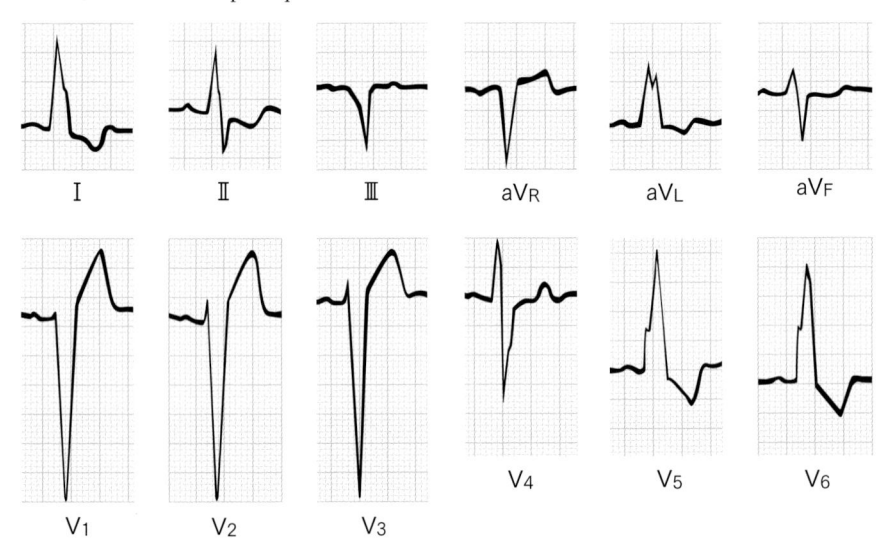

I　II　III　aV_R　aV_L　aV_F

V_1　V_2　V_3　V_4　V_5　V_6

disc 2
01：43：29

V₁, V₂ の QRS 幅は？

V₁, V₂ の QRS 波形は？

V₄, V₅ の S 波の幅は？

V₆ の QRS 幅は？

V₆ の QRS 波形は？

軸偏位は？

MEMO

☞ ヘミブロック（分枝ブロック）
- 左脚前枝ブロックでは左軸偏位を呈することが多く、左脚後枝ブロックでは右軸偏位を呈することが多い。
- 2枝ブロックとしては、左脚前枝＋右脚ブロックとなったものでは、右脚ブロックパターンでありながら左軸偏位を認める。

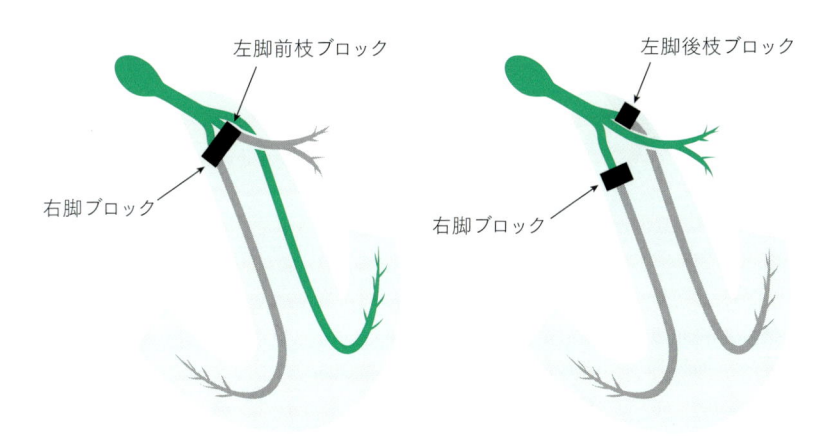

disc 2
01：43：32

- 左脚前枝＋右脚ブロックの心電図

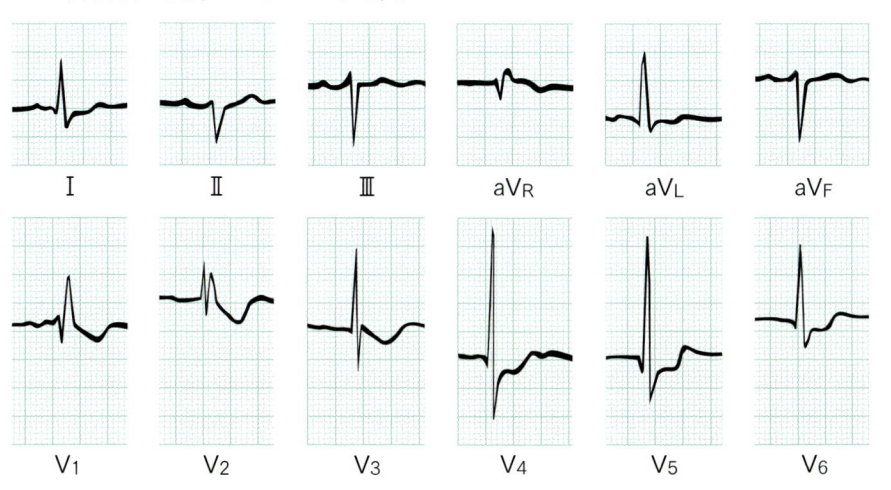

I　II　III　aV_R　aV_L　aV_F

V_1　V_2　V_3　V_4　V_5　V_6

disc 2
01：44：56

QRS幅は？

V_1, V_2 のQRSの形は？

右軸偏位をみる誘導は？
⇒DVD参照

MEMO

☞ 3枝ブロック

- 2枝ブロックは進行すると3枝ブロックとなり、完全房室ブロックの原因となるので注意が必要。3枝ブロックや進行性の2枝ブロックは、人工ペースメーカーの適応となる。

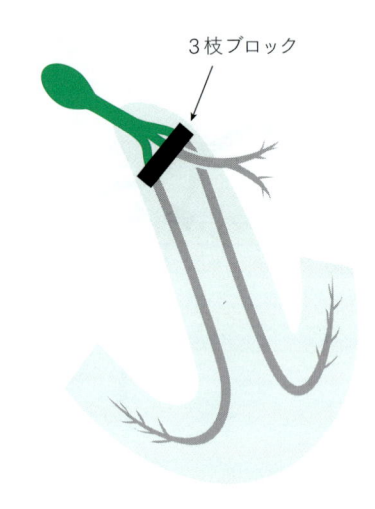

disc 2
01：46：36

MEMO

8. review

(1) 心電図-読み方のまとめ

①心拍数、リズム

- 正常心拍数は、60〜100回/分、QRS complexの頻度から判断する。

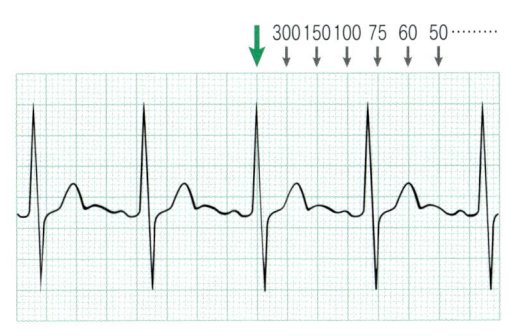

これでは⬇のRが太い縦線に一致しており、もし隣の太い縦線に一致して次のR波がくれば、心拍数が300回/分、もし⬇から2つ目の太い縦線に一致して次のR波がくれば150回/分、となっている。この場合では、75〜100の間にあるので正常範囲といえる。

②軸偏位の読み方？

- Ⅰで(＋)、aV_Fで(－)なら左軸偏位
- Ⅰで(－)、aV_Fで(＋)なら右軸偏位

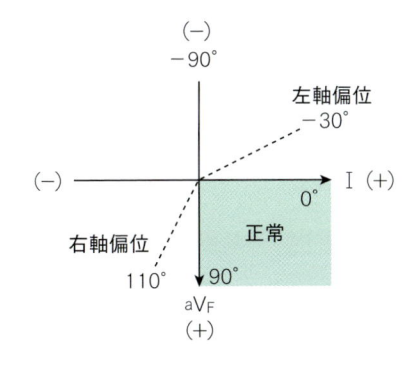

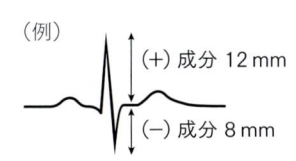

この誘導の場合、12－8＝4 すなわち、＋4mmとなる。

MEMO

③肥大の考え方？
- V_1 で R/S > 1 →右室肥大
- V_5 or V_6 の R 波 > 26 mm →左室肥大

④虚血の考え方？
- 陰性 U 波
- 異常 Q 波→全層性の心筋壊死

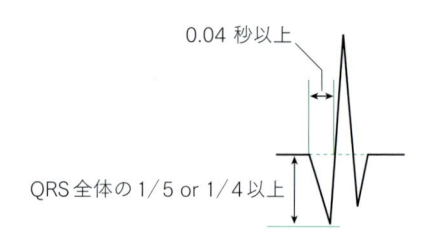

0.04 秒以上
QRS 全体の 1/5 or 1/4 以上

- ST 部分が下降→心内膜下虚血、ストレイン
- ST 部分が上昇→全層性虚血、急性心膜炎、心室瘤

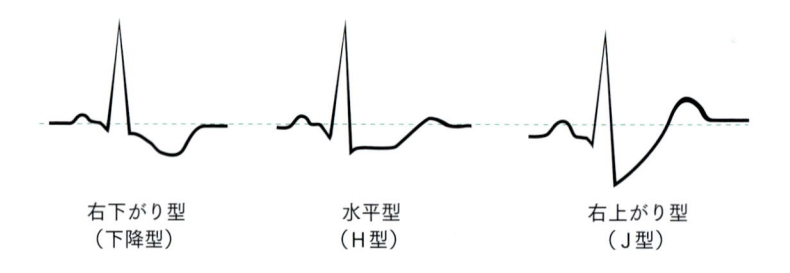

右下がり型　　　水平型　　　右上がり型
（下降型）　　　（H 型）　　　（J 型）

MEMO

(2) 時間のまとめ

① PQ 時間

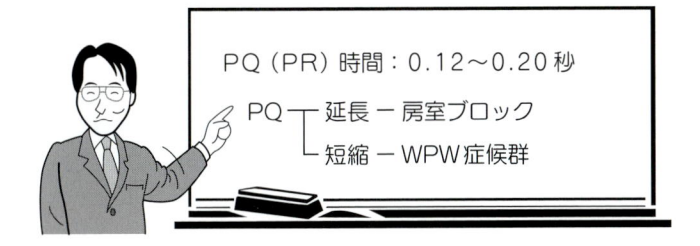

PQ（PR）時間：0.12〜0.20 秒

PQ ─┬─ 延長 ─ 房室ブロック
　　└─ 短縮 ─ WPW症候群

② QRS 時間

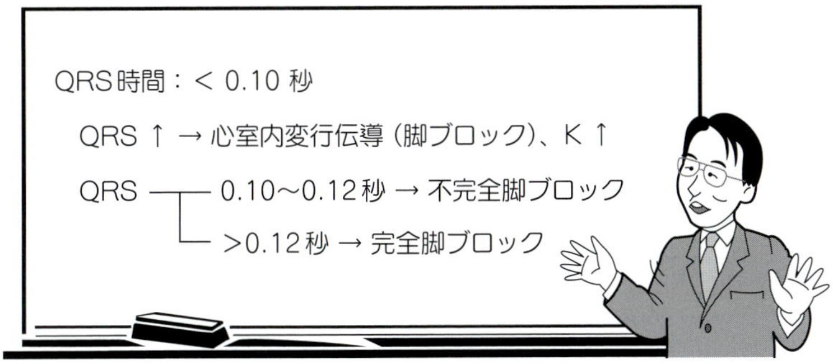

QRS 時間：< 0.10 秒

QRS↑ → 心室内変行伝導（脚ブロック）、K↑

QRS ─┬─ 0.10〜0.12 秒 → 不完全脚ブロック
　　 └─ >0.12 秒 → 完全脚ブロック

③ QT 時間

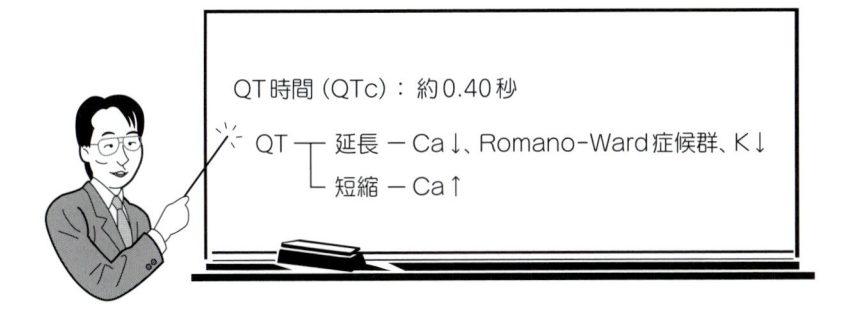

QT 時間（QTc）：約 0.40 秒

QT ─┬─ 延長 ─ Ca↓、Romano-Ward症候群、K↓
　　└─ 短縮 ─ Ca↑

MEMO

④電解質異常
- カリウム異常

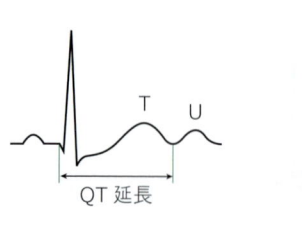

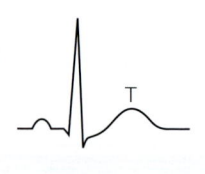

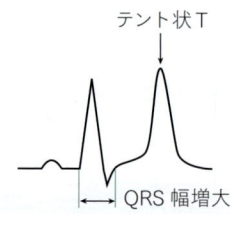

〈低カリウム血症〉　QT延長　T　U

〈正　常〉　T

〈高カリウム血症〉　テント状T　QRS幅増大

- カルシウム異常
    $Ca^{2+}↓：QT時間↑$
    $Ca^{2+}↑：QT時間↓$

V 心電図演習

1.

disc 2
01:52:18

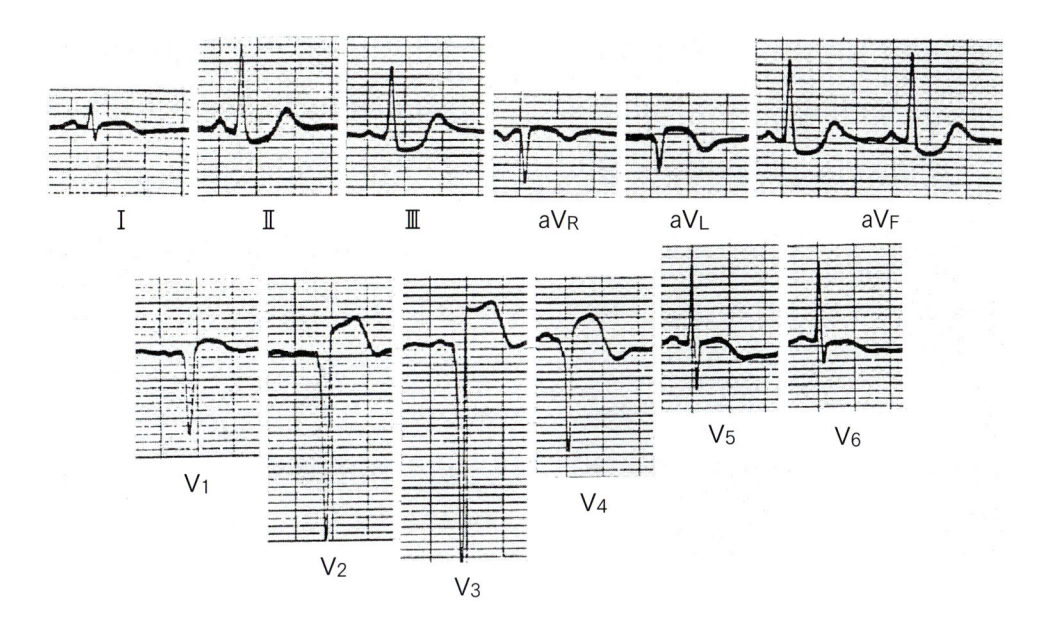

56歳の男性。突然の胸痛を主訴に来院。

Q. 病変部位は？

2.
　55歳の男性。5日前から労作時に3分ほど続く胸部圧迫感を覚えていたが、本日午前1時、睡眠中、今まで経験したことのないほど強い胸痛が生じ、疼痛が持続するので午前10時に来院した。

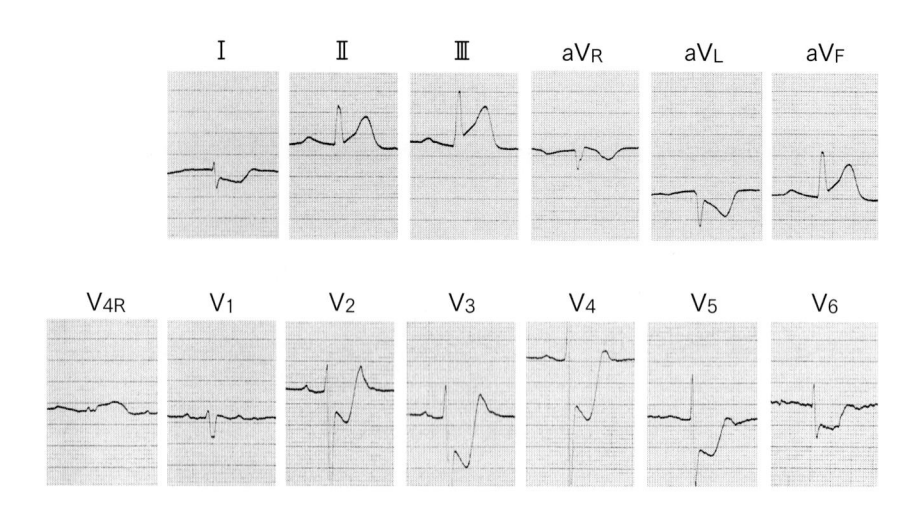

Q. 注意すべき合併症は？

3.

1歳の男児。口唇と手足の爪床とにチアノーゼを認め、ばち指を呈している。胸骨左縁第3肋間を中心に4/6度の駆出性収縮期雑音を聴取する。

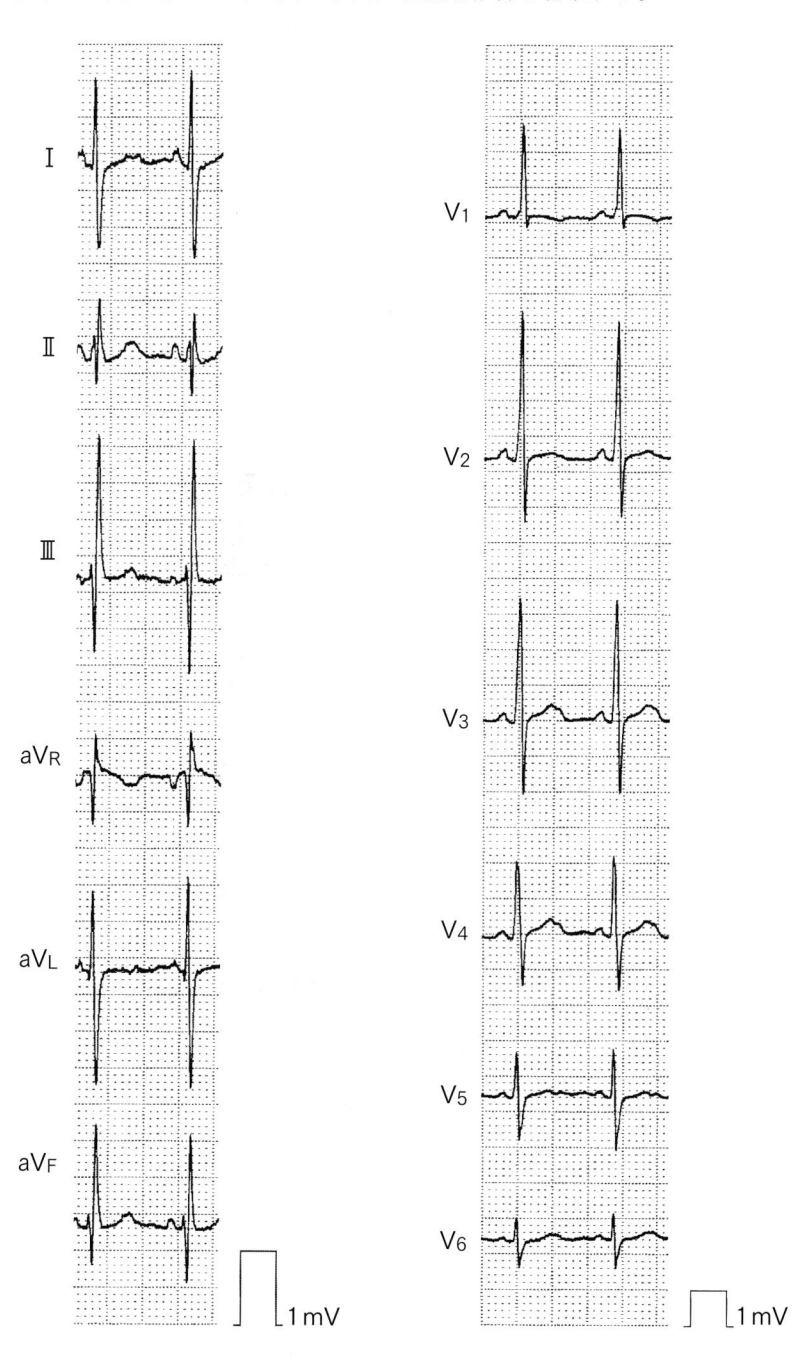

Q. 心電図所見は？

4.
　4か月の乳児。頻呼吸と体重増加不良とのため来院した。左前胸部に収縮期雑音が聴取され、心胸郭比68%である。

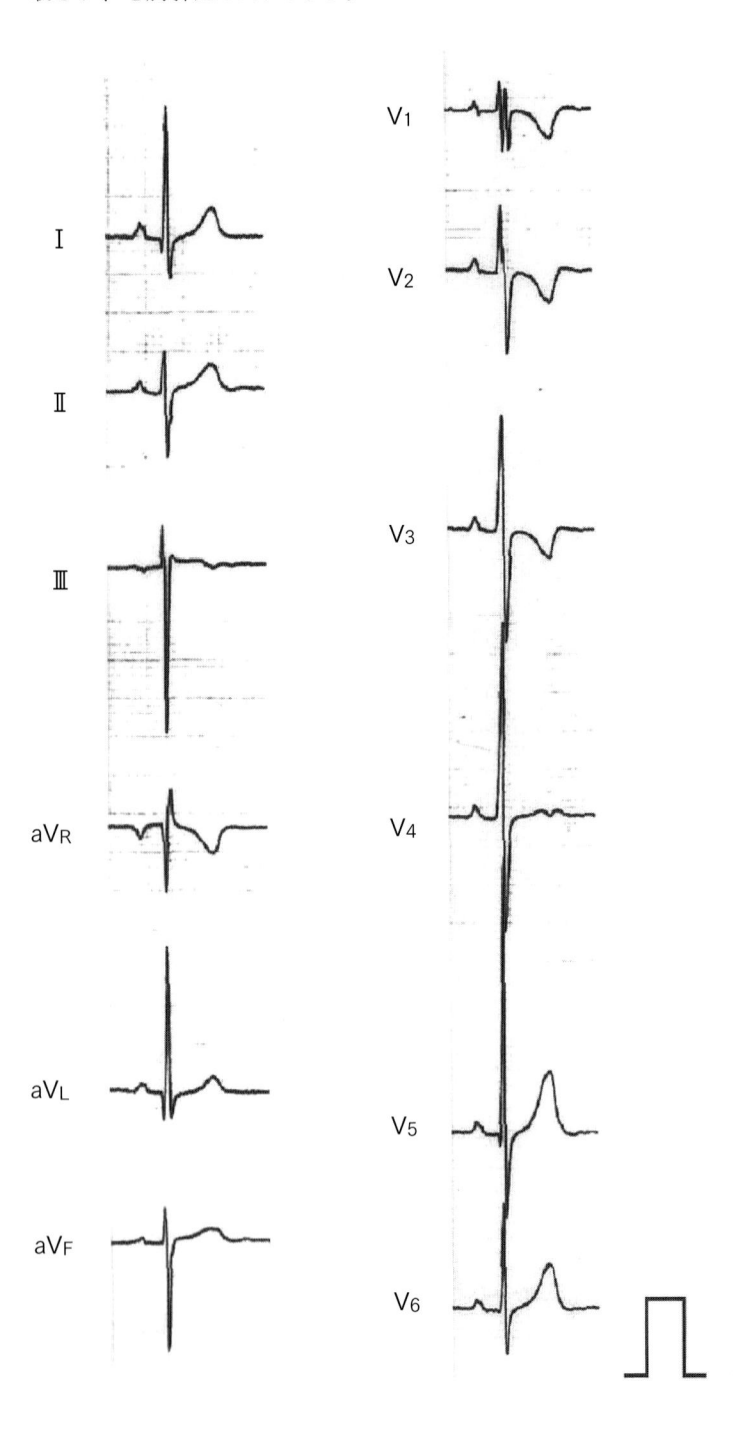

Q. 心電図所見は？

5.
54歳の女性。一過性の意識消失発作で来院した。

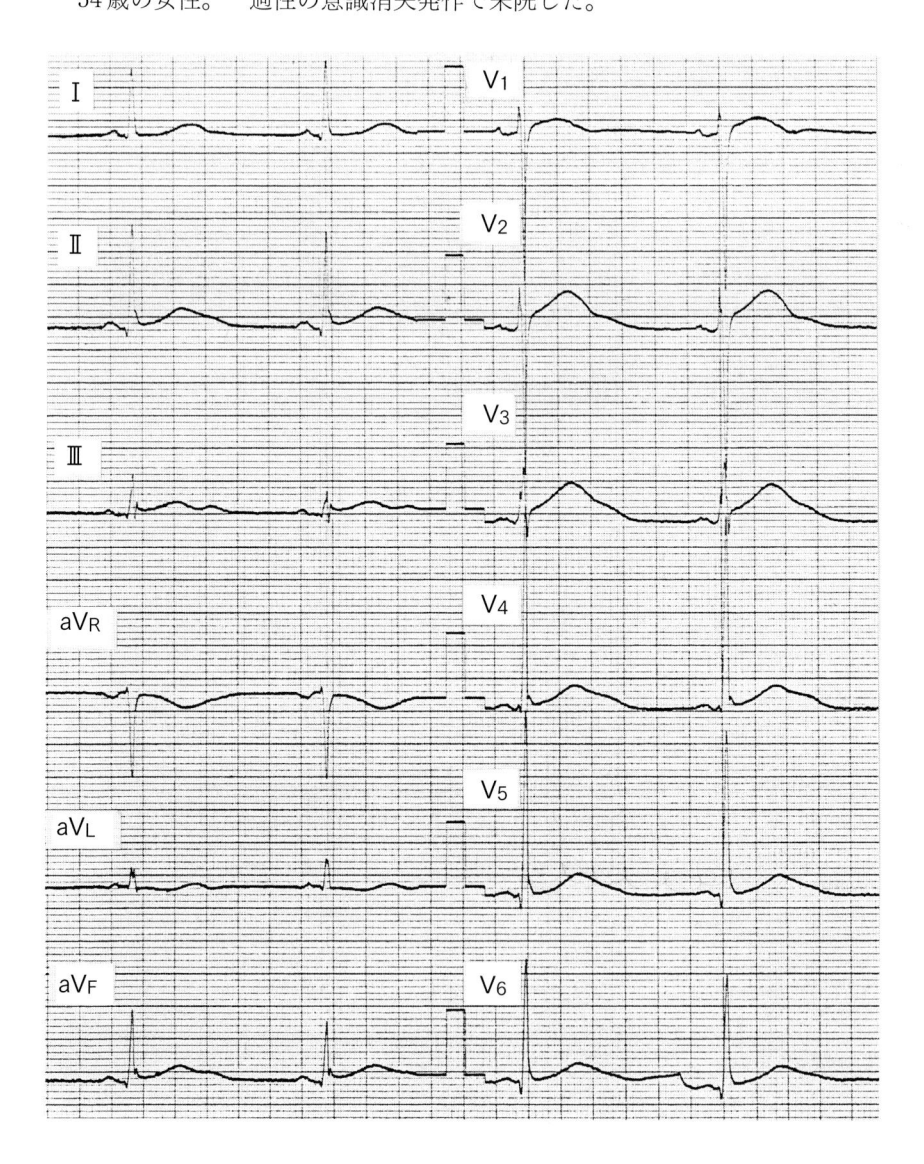

Q. 意識消失の原因として考えられるのは？

6.

38歳の男性。頻回に生じる動悸発作のため来院した。非発作時の心電図（上）と発作時の心電図（下）とを示す。

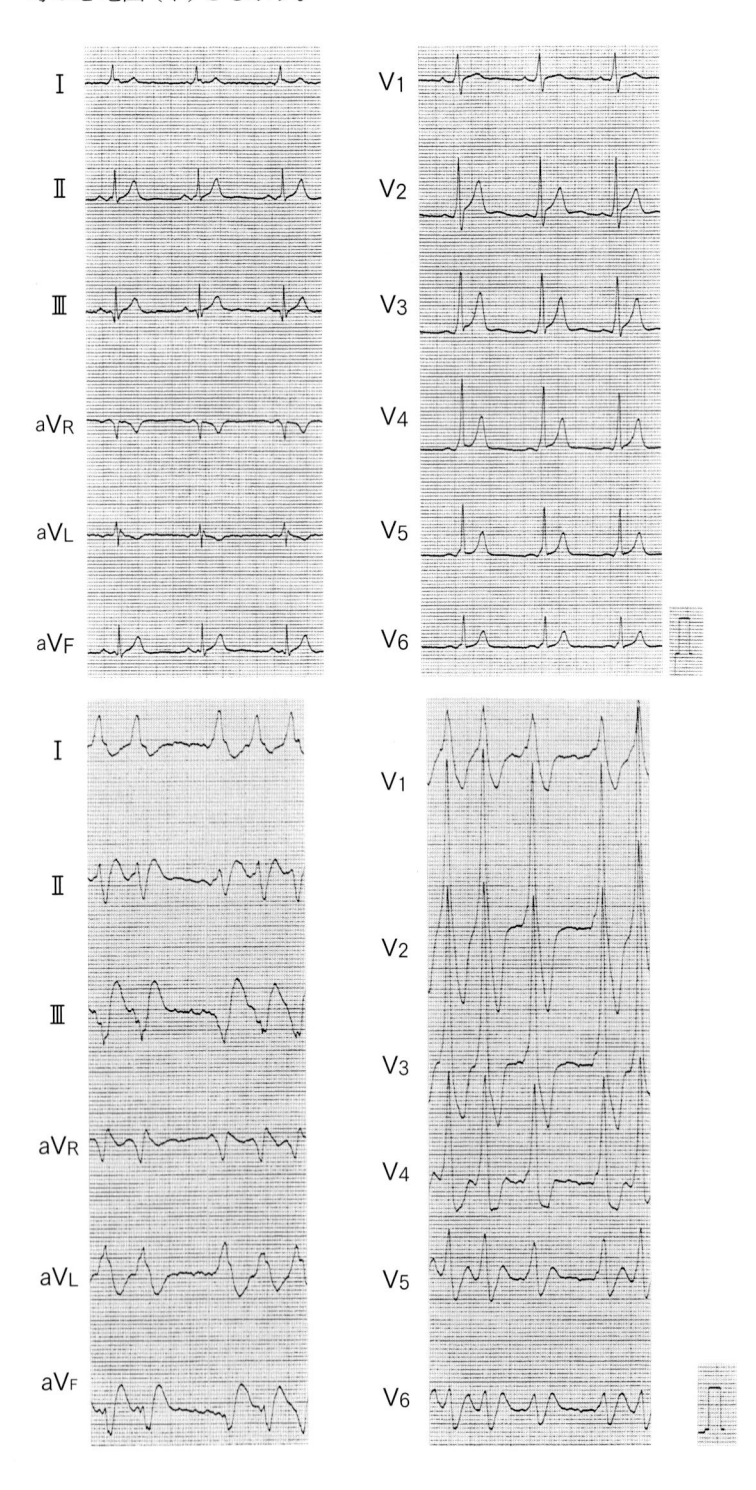

Q. 診断は？

7.

72歳の女性。失神を主訴に搬送された。今朝、隣の人との会話中に意識消失して倒れた。まもなく意識回復したが、救急車の中でも1分以内の意識消失が2度生じた。

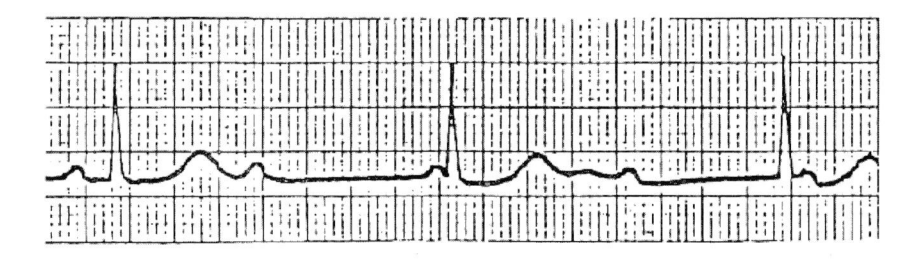

Q. 診断は？

8.
　58歳の男性。約10年前から定期健康診断で、心電図異常を指摘されていた。最近になり数回めまいを感じることがあったため来院した。脈拍40/分、不整。血圧134/80mmHg。

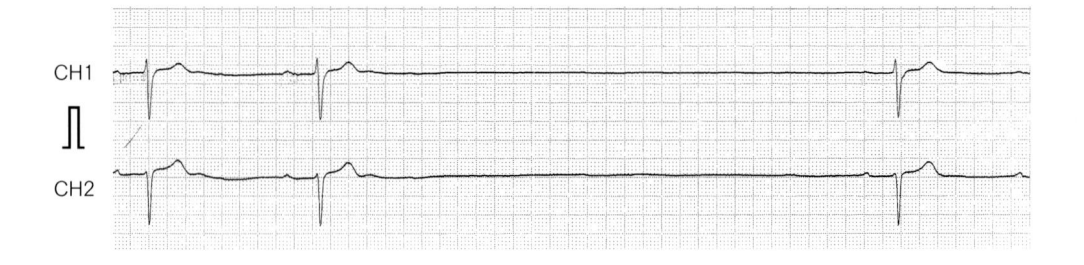

Q. 診断は？

9.
13歳の男子。脈の不整を指摘され来院した。

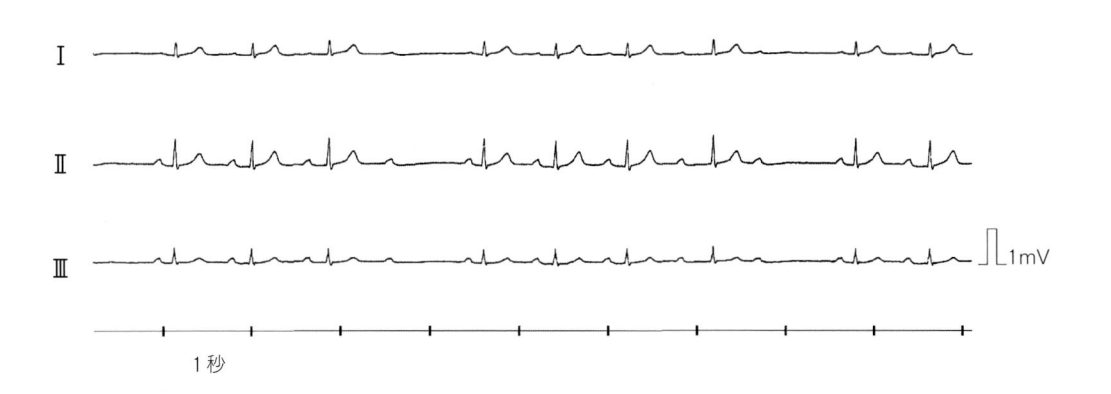

I

II

III 1mV

1秒

Q. managementは？

10.
突然の意識消失発作を主訴とした患者の来院時の第Ⅱ誘導心電図を示す。

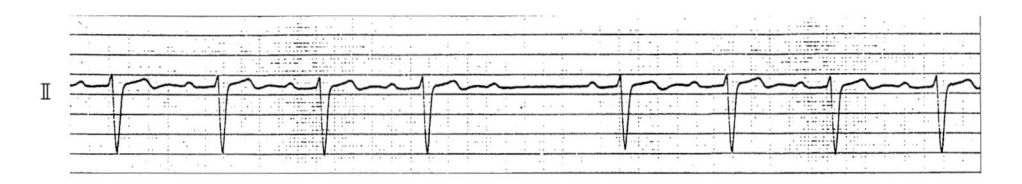

Q. managementは？

11.
23歳の女性。30分前に突然出現した動悸のため来院した。

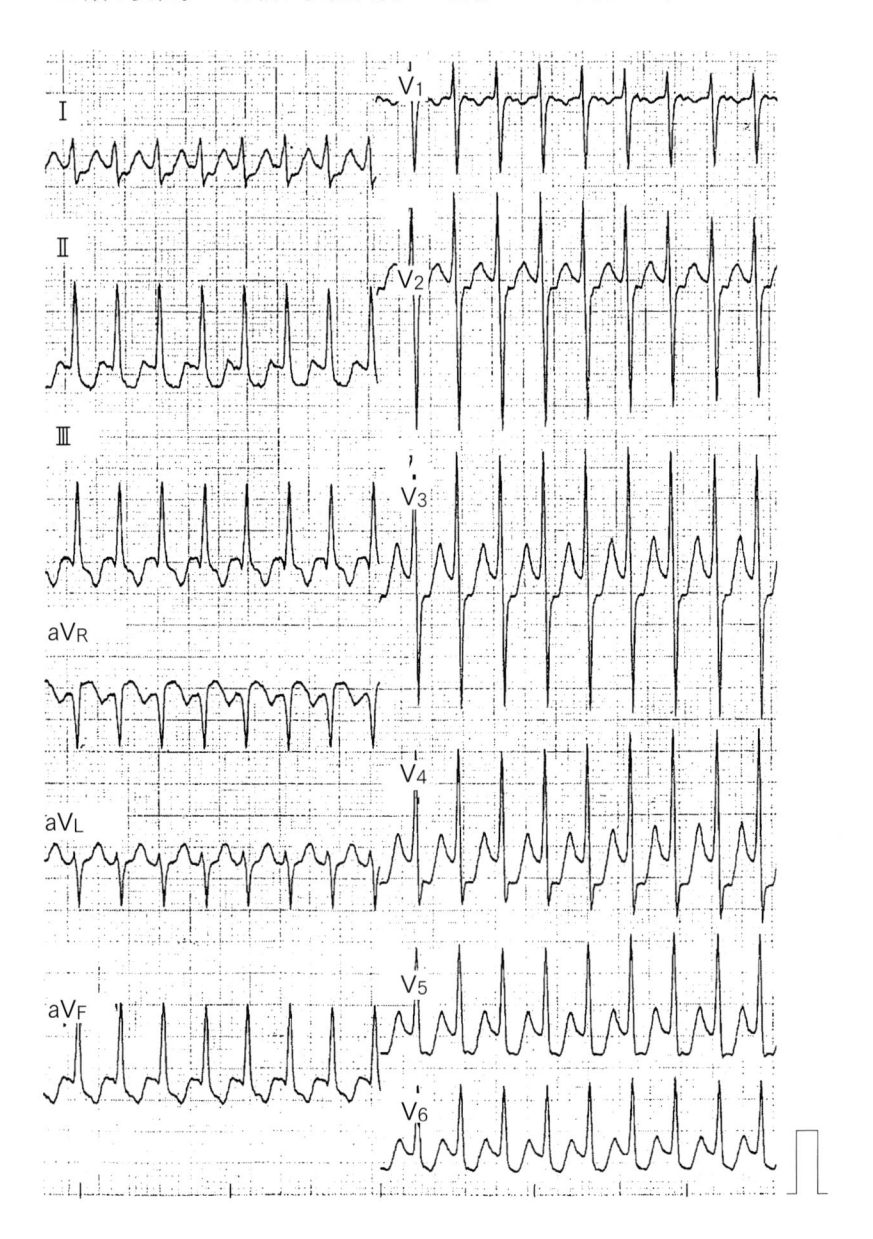

Q. managementは？

12.
72歳の女性。動悸を主訴に来院した。

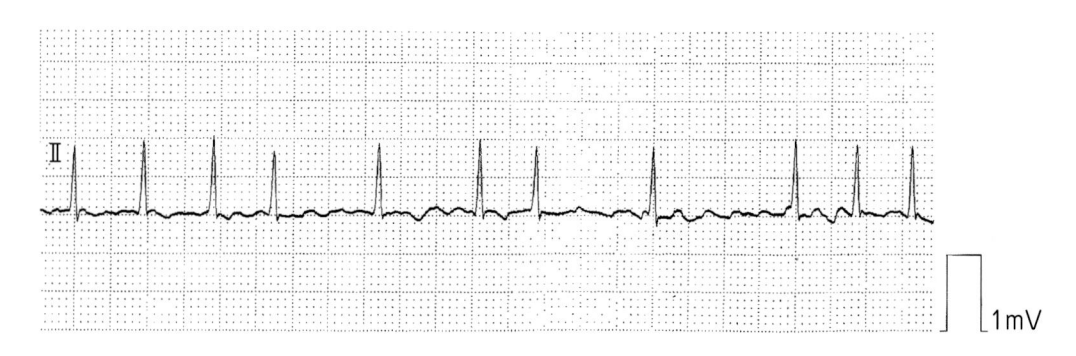

Q. 診断は？

〈解説1〉
　DVD参照。

〈解説2〉

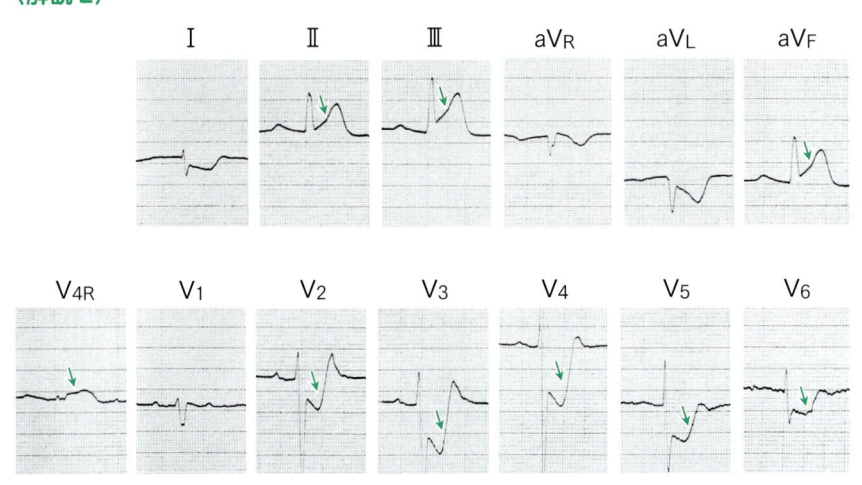

　　Ⅰ　　Ⅱ　　Ⅲ　　aV_R　　aV_L　　aV_F

　V_4R　V_1　V_2　V_3　V_4　V_5　V_6

・病歴から急性心筋梗塞が疑われる。
・心電図所見では、
　Ⅱ・Ⅲ・aV_F の ST 上昇から下壁梗塞が疑われる。
　V_4R の ST 上昇から右室梗塞が疑われる。
　V_2〜V_6 の ST 低下、胸部誘導での poor R progression（V_1 から V_5、6 に向かって次第に R 波が増高すべきなのがあまり高くならない）、Ⅰ と aV_L の ST 低下などは後壁梗塞が疑われる。
・総合的に、右冠動脈閉塞による右室梗塞と左室の下壁・後壁の梗塞であろう。
・合併症としては、一般的な急性心筋梗塞合併症としての不整脈と心臓のポンプ失調は重要であるが、特に右冠動脈は房室結節を栄養していることが多いので、房室ブロックに注意する必要がある。

A. 房室ブロック

〈解説3〉

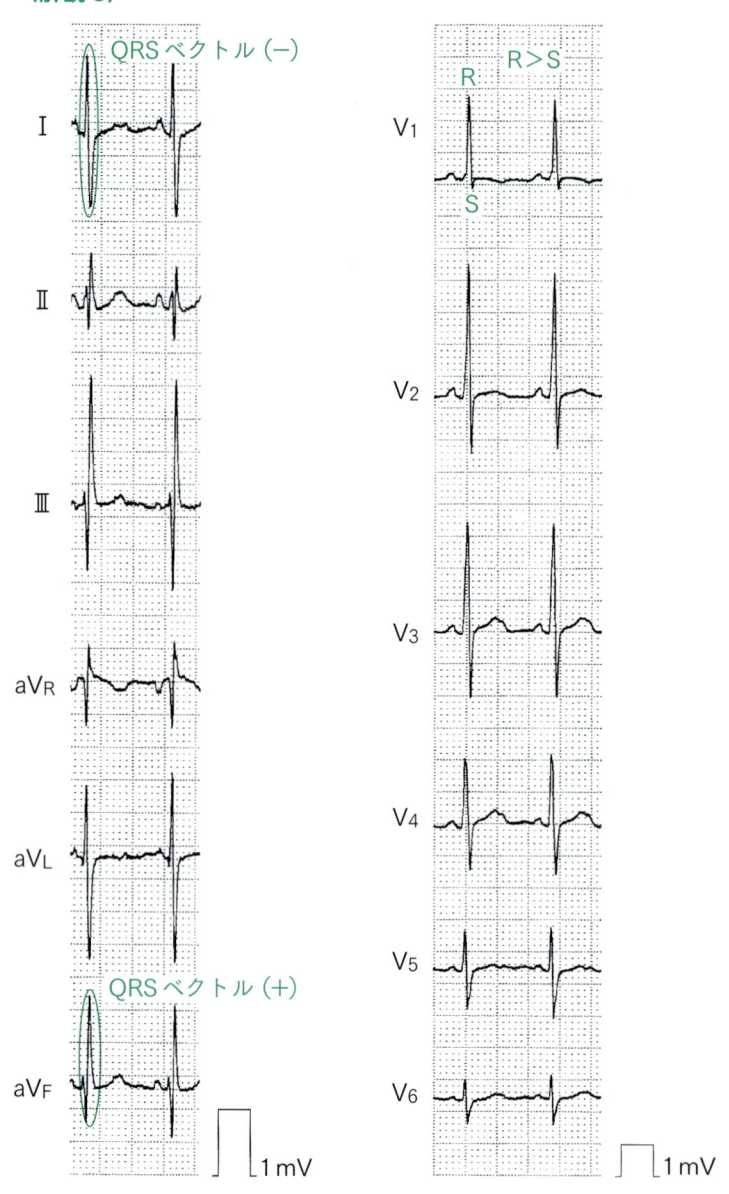

- 病歴からは、チアノーゼを伴った乳幼児で、肺動脈弁狭窄雑音からFallot四徴症が疑われる。
- 心電図所見では、
  Ⅰ誘導でQRSベクトルがマイナス、aV_FでQRSベクトルがプラスなので右軸偏位。
  V₁誘導でR＞Sなので、年齢を考慮しても右室肥大。
- これはFallot四徴症に合致する所見である。

A. 右軸偏位、右室肥大

〈解説4〉

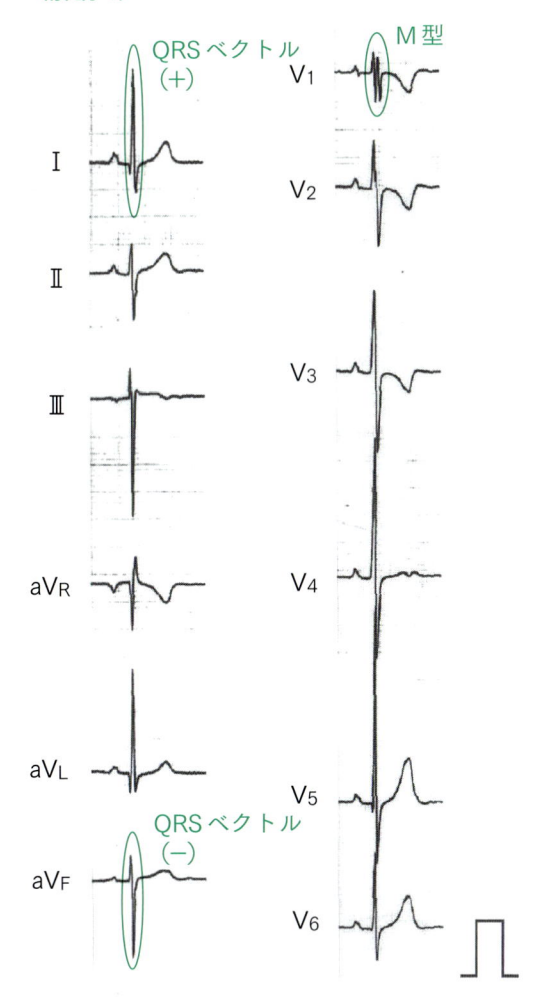

- 病歴からは心不全を伴った乳児で聴診から心室中隔欠損症や心内膜床欠損症が疑われる。
- 心電図所見では、
  Ⅰ誘導でQRSベクトルがプラス、aV_FでQRSベクトルがマイナスなので左軸偏位。
  V₁誘導でM型のQRS拡大が存在するので、右脚ブロック。
  V₁誘導でR＞S傾向なので右室肥大。
- これは心内膜床欠損症（ECD）に合致する所見である。

A. 左軸偏位、右脚ブロック、右室肥大

〈解説5〉

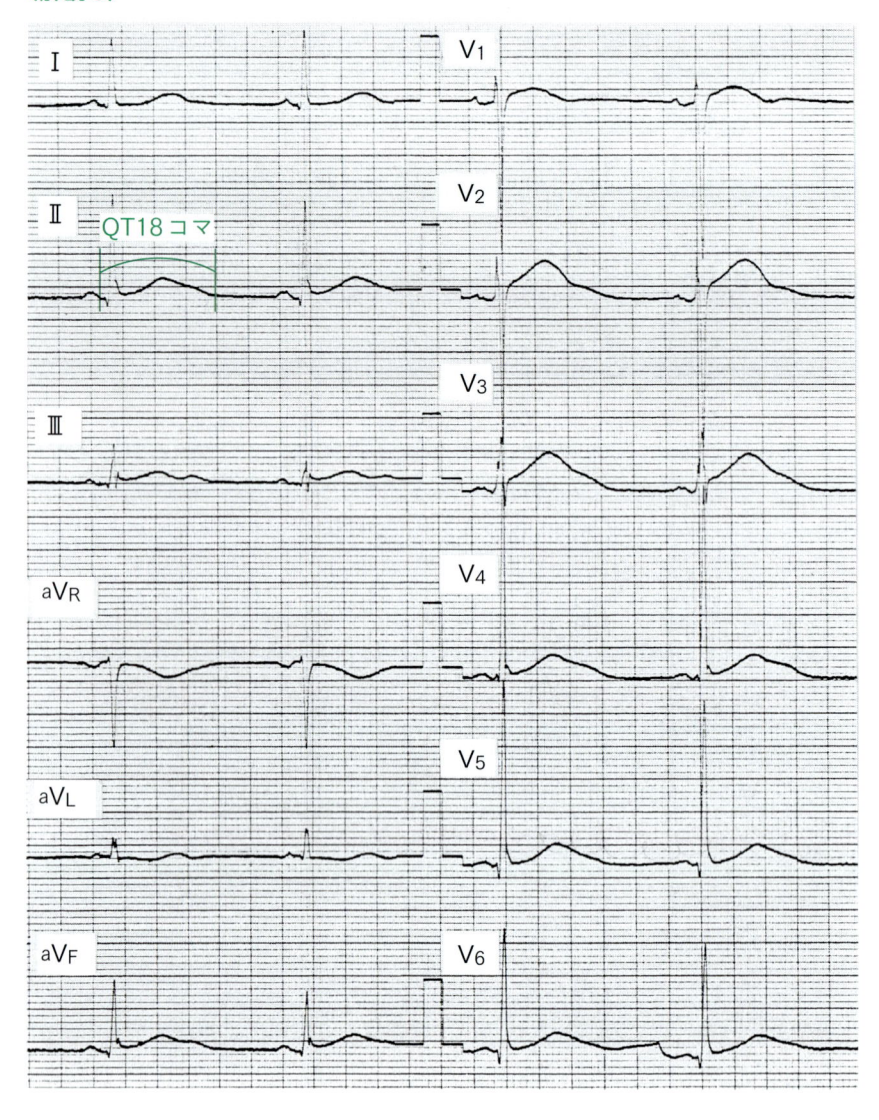

- 病歴からは失神をきたす疾患として、循環器疾患ではAdams-Stokes症候群や大動脈弁狭窄、肥大型閉塞性心筋症なども疑われる。
- 心電図所見では、
  心拍数は50回/分程度で徐脈傾向であるが、これだけでは失神の原因となることは少ない。
  P-QRS-Tは全体的にそろっているので、房室ブロックなどは考えにくい。
  QT時間が18コマ（＝0.72秒）と著明に延長している。これはQT延長症候群と考えられる。

A. QT延長症候群による心室性頻拍症・心室細動で失神を生じたもの。

〈解説6〉

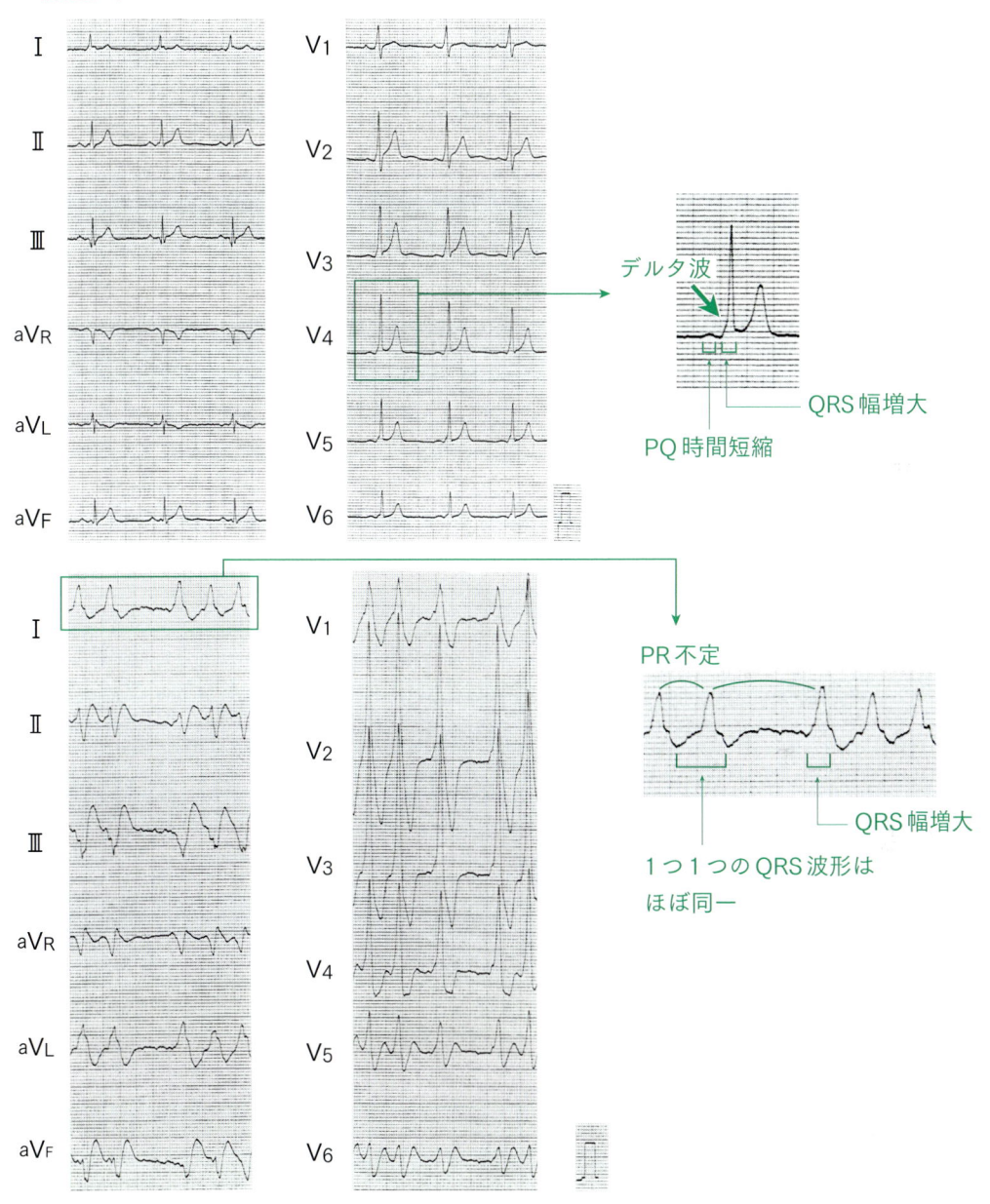

デルタ波
QRS幅増大
PQ時間短縮

PR不定
QRS幅増大
1つ1つのQRS波形はほぼ同一

- 病歴からは頻拍発作を反復するWPW症候群が最も考えられる。
- 非発作時の心電図所見では、
  PQ時間が3コマ（= 0.12秒）と短縮傾向、
  デルタ波の出現、
  QRS幅の拡大、
  が認められ、WPW症候群と診断される。
- 発作時の心電図所見では、
  QRS幅の広い頻拍発作を認めるので心室性頻拍症が疑われるが、Ⅰ～aV_F誘導の第2

拍目と第3拍目の間隔が他の間隔より長く、RR間隔が一定ではない。これは胸部誘導V_1〜V_6でも適合する。

非発作時の心電図所見でWPW症候群であることを考慮すると、WPW症候群のpseudo VT（偽性心室性頻拍症）と診断される。Kent束を介して上室の頻拍が心室に伝わったものである。

A. WPW症候群・発作時のpseudo VT（偽性心室性頻拍症）

〈解説7〉

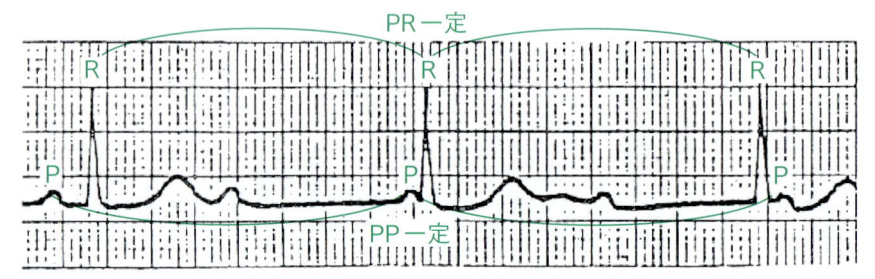

- 病歴からは短時間に反復して失神をきたす疾患として、Adams-Stokes症候群が考えられる。
- 心電図所見では、

R波の頻度が少なく著明な徐脈であり、Adams-Stokes症候群が失神の原因と考えられる。

PP間隔一定で、RR間隔も一定、しかし、PR間隔が不定である。これは心房の興奮であるP波が、心室に伝わるのが完全に障害されたためと考えられる。

それゆえに、完全房室ブロックと診断される。

A. 完全房室ブロック（＝Ⅲ度房室ブロック）

〈解説8〉

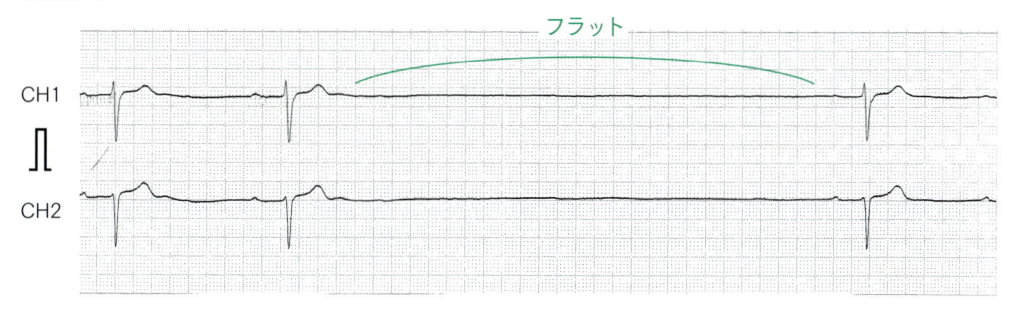

フラット

CH1

CH2

- 病歴からは徐脈による脳循環障害で、Adams‑Stokes症候群が考えられる。
- 心電図はCH1とCH2の誘導しか記載されておらず、不整脈をチェックするのであろう。
- 心電図所見では、
  第2拍目と第3拍目の間隔が著明に延長しており、この間はP波もR波もなくフラットで、心室の拍動がないので脳循環が障害されてめまいを生じたのであろう。
  一つ一つのP‑QRS‑Tにはほとんど異常がなく、P波の産生が障害されていると考えられるので、洞不全症候群（SSS）と診断される。

A. 洞不全症候群（SSS）

〈解説9〉

DVD参照。

〈解説10〉

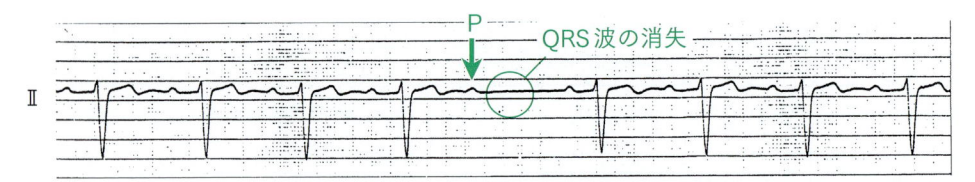

（心電図 II誘導：P波、QRS波の消失を示す）

- 病歴からは失神をきたす疾患として、Adams-Stokes症候群などが考えられる。
- 心電図はII誘導一つしか記載されておらず、不整脈をチェックするのであろう。
- 心電図所見では、
QRS波が4拍目と5拍目で間隔が延長しており、徐脈となっている。
徐脈性不整脈の原因は洞不全症候群や房室ブロックがあるが、この心電図では本来5拍目のQRS波が存在するべき拍動のところにP波は存在しているので、そのP波が心室に伝わらなかったためにQRS波が成立しなかったのであろう。よってこれは房室ブロックと考えられる。
QRS波が存在しているところでは先行するP波も存在するので、不完全房室ブロック、すなわちII度の房室ブロックと考えられる。さらに、PQ時間は一定であって、次第に延長するのでもないので、MobitzⅡ型房室ブロックと判断される。Adams-Stokes症候群を伴うようなWenckebach型房室ブロックは突然死の可能性もあるのでペースメーカーの適応となる。

A. ペースメーカー装着

〈解説11〉

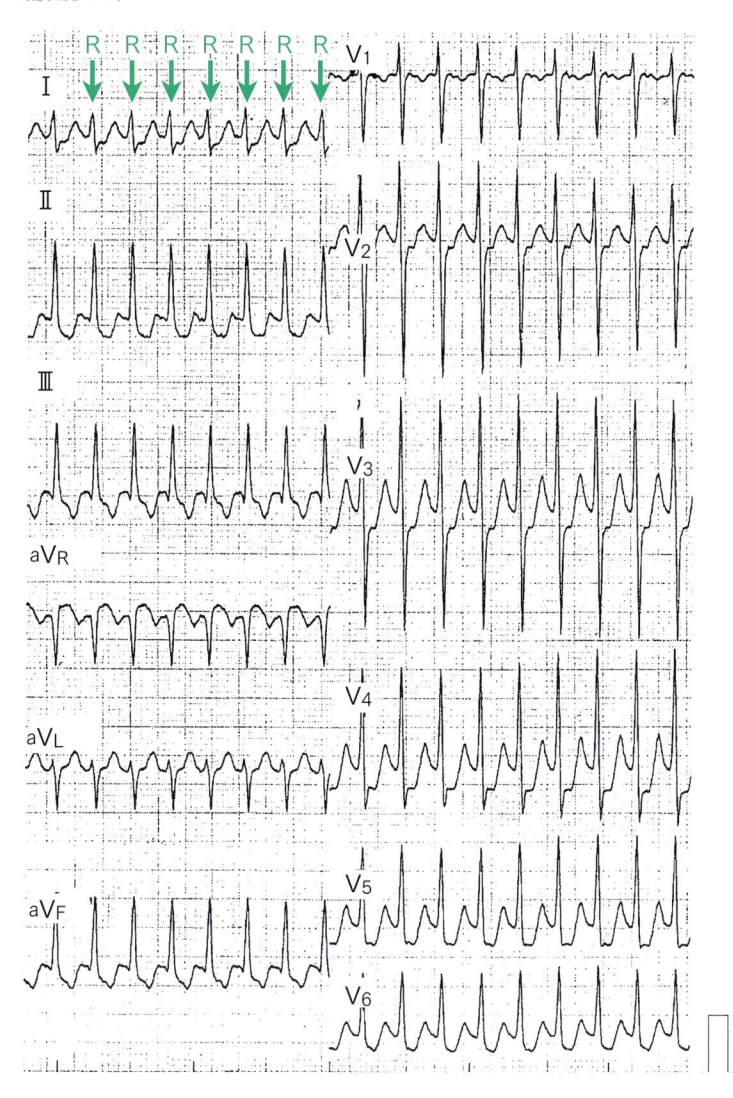

- 病歴からは動悸発作を生じる不整脈が疑われる。
- 心電図所見では、
  RR 間隔が短い頻拍発作である。
  一つ一つの QRS 波は QRS 幅が正常であり延長していない。
  RR 間隔がほぼ一定である。
- 以上より発作性上室性頻拍症と診断される。

A. まず、発作を停止させるために迷走神経刺激を行ったり、それが不成功であれば Ia 群の抗不整脈薬・β受容体遮断薬を投与したり、また、心拍数（R波の頻度）をコントロールするために房室伝導を抑制するCa拮抗薬やジギタリスを投与する。

〈解説 12〉

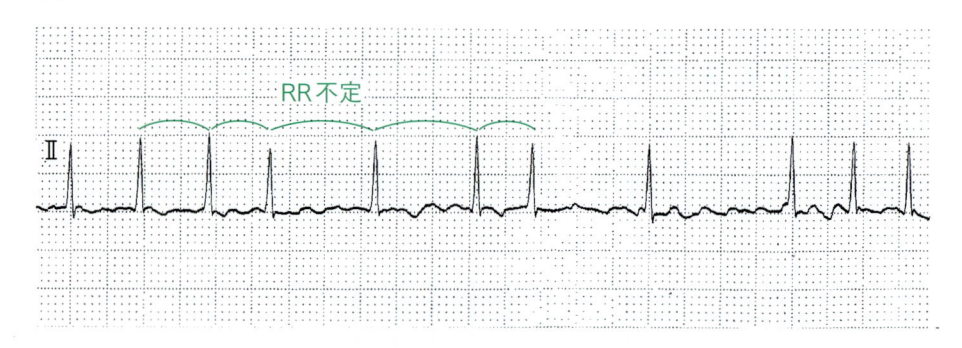

- 病歴からは不整脈による動悸も考えられる。
- 心電図所見では、
  　R 波の頻度が正常範囲のことが多いが、頻拍になっている部分も少なくない。
  　一つ一つの QRS 波は QRS 幅が正常であり延長していない。
  　RR 間隔が不定である。
- 以上より心房細動と診断される。

　A. 心房細動

Index

[欧文]

AAI　33
AF　54
Af　54
AIVR　57
ATP　1
AVJ　14
AV block　60

calibration　4

DDD　33
DDI　33
DVI　33

extrasystole　51

His 束　14, 15
　——心電図　10
Holter 心電図　8

IHD　47

Kent 束　55

LBBB　63

Master 2 段階　9
mirror image　49
MobitzⅡ型房室ブロック　61

NSR　36

P 波　27
PP 間隔　61
PQ 時間　28, 69
PR 時間　28

PSVT　54
Purkinje 線維　15

q 波　24
QRS 時間　29, 69
QRS 波　28
QTc 時間　30
QT 延長症候群　59
QT 時間　30, 69

R 波　35
r 波　24
RBBB　63
re‐entry 機序　50
review　67
R on T　58
RR 時間　32
RR 間隔　61

S 波　35
SA node　12
SSS　60
ST 下降　43
ST 正常化　47
ST 上昇　44, 47

T 波　28

U 波　30

VAT　42
VDD　33
Vf　58
VT　57
VVI　33

Wenckebach 型房室ブロック　60
WPW 症候群　55

[あ]

アイントーフェンの三角形　6

[い]

異常 Q 波　45, 47, 68
陰性 U 波　46, 68

[う]

運動負荷心電図　9
右脚ブロック　64
右軸偏位　37, 38, 67
右室肥大　40, 68
右側胸部誘導　7

[か]

カリウム異常　70
カルシウム異常　70
活動電位　1
下壁梗塞　49
冠性 T 波　46, 47
完全脚ブロック　63
完全房室ブロック　61

[き]

期外収縮　51
偽性心室性頻拍　56
脚　15
　——ブロック　15, 62
逆時計方向回転　38
急性心筋梗塞　45
急性心膜炎　44
虚血のまとめ　46

[こ]

較正　4
固有心筋　11

さ

3枝ブロック　66
左脚ブロック　64
左軸偏位　37, 38, 67
左室肥大　40, 68
三段脈　53

し

ジギタリス　2
受攻期　58
徐拍型心房細動　54
人工ペースメーカー　32
心筋虚血　43
心筋細胞　11
心室興奮時間　42
心室細動　58
心室性頻拍症　57
心室中隔の興奮　17
心室の興奮　17
心室の肥大　40
心室内変行伝導　57
心室瘤　68
心内膜下虚血　68
心拍数　32, 35
心房の興奮　16
心房の肥大　39
心房細動　54
心房粗動　54
心房内伝導系　13

す

ストレイン　41

せ

正常洞調律　36
前壁中隔梗塞　48

そ

双極誘導　19

た

代償性休止期　51
脱分極　1
田原結節　13
単極誘導　19

と

トレッドミル　9
洞結節　12
洞不全症候群　60
特殊心筋　11
時計方向回転　38

に

二段脈　52

ひ

肥大　39
標準十二誘導心電図　6, 21
頻拍型心房細動　54

ふ

プラトー形成　2
不応期　2
不完全右脚ブロック　64
不完全脚ブロック　63
不整脈　8
　——の診断　50

へ

ペースメーカー　16
ヘミブロック　65

ほ

補充収縮　53
補充調律　53
房室ブロック　10, 60
房室解離　61
房室結節　13
房室接合部　14
発作性上室性頻拍症　54

も

モニター心電図　8

ゆ

誘導肢の取り違え　26

り

リエントリー機序　50

れ

連続記録心電図　8

著者プロフィール

東田　俊彦（ひがしだ・としひこ）
医師、医学博士。
慶応義塾大学医学部卒業。
東京女子医科大学医学部内科系大学院で臨床・研究に携わる。
細胞間情報理論を応用した研究で、医学博士の称号を得る。
現在、Medical Academy Corporation（MAC）。

新・わかる!!シリーズ
心電図【DVDビデオ付】

2008年 5 月10日　第 1 版 1 刷
2017年 7 月 1 日　第 1 版 2 刷

著　者	東田 俊彦
発 行 者	稲田 誠二
発 行 所	株式会社 リブロ・サイエンス
	〒163-8510　東京都新宿区西新宿 2-3-3
	KDDI ビル アネックス 2 階
	電話（03）5326-9788
印　刷	株式会社 ルナテック
表紙デザイン	伊藤 康広（松生庵文庫）

Ⓒ東田俊彦、2008
ISBN978-4-902496-21-5
Printed in Japan

落丁・乱丁は小社宛にお送り下さい。
送料小社負担にてお取り替えいたします。
価格は外箱に表示してあります。